体温を上げると健康になる

実践編

医師
齋藤真嗣
Saito Masashi

サンマーク出版

はじめに

近年、平熱が三五度台から三六度台前半という「低体温」の人が増えてきています。

ところが、**多くの人は低体温がどれほど体にとって悪いことなのか知らない**ため、自分の平熱が低くても気にもかけていない方がほとんどです。


体温が低いことがどれほど体にとって怖いことなのか。

理想の体温（三六・五度から三七・一度）がどれほど体の健康状態をよくするのか知ってほしい。


そんな思いから昨年、私は『体温を上げると健康になる』という本を書き、世に問いました。

おかげさまで同書はテレビや新聞、雑誌で大きく取り上げられ、じつに七〇万部を超えるベストセラーとなり、私自身の予想をはるかに上回る反響をいただきました。

こんなに多くの方々に正常な体温を保つことの大切さと低体温の怖さに気づいていただくことができたのは、まさに望外の喜びといえます。

でも、健康な体を手にするために本当に大切なのはここからです。

私は、ものごとはすべて三つの段階を経て成し遂げられるものだと思っています。

第一段階は気づくこと。

第二段階は考えること。

そして、第三段階が実行することです。

どんな知識もただ知っているだけでは何も変わりません。得た知識をどうすれば自分の生活に生かすことができるのかを考え、その考えを実行して初めて本当に役立つものとなるのです。

本書を「実践編」としたのも、前著で知っていただいた知識を、本当に役立つものにしていただきたいと思ったからです。

体温を上げるための方法として、もっとも効率がよく、また効果の高い方法として「筋肉を鍛える」ことを前著ではご紹介しました。

本書では、それをもう一段階進め、**筋肉を鍛えるための具体的な方法を詳しく紹介するとともに、食事や睡眠、ストレッチや腹式呼吸法など、体温を上げるために日ごろから心がけていただきたい生活習慣についても提案します。**

低体温を引き起こす原因は、大きく三つあります。

一つは、「筋肉量の低下」です。筋肉は体の最大の熱産生器官なのです。

二つ目は「エアコンの普及」。エアコンが普及したことで、現代人は快適な生活環境を手にしましたが、同時に体温調節機能が低下してしまったのです。

そして三つ目が「ストレス」です。

現代社会はよくストレス社会だと称されますが、ストレス自体は昔からありました。戦争や災害、食糧事情の悪さや社会保障の低さなどを考えると、むしろ昔のほうがストレスは大きかったのではないかと思えるほどです。

では、なぜ低体温の人が増えているのでしょう。

じつは、ストレスそのものが大きくなったのではなく、体がストレスに耐えられなくなったことが低体温の大きな要因なのです。

私たちの体にはストレスに対処し、健康を保つための機能が備わっています。

その一つが自律神経のバランスです。日中、活動するときは交感神経が支配し、夜寝ているときやリラックスしているときは副交感神経が支配しています。さまざまな病気から健康状態を守る免疫システムも、この自律神経のバランスが整っているときにもっとも機能的に働くようにプログラムされています。

自律神経のバランスを整えるのは、規則正しい生活習慣と食事ですが、現代人は交感神経が過剰に優位になってしまっている人がほとんどなので、意識的に副交感神経を刺激する生活習慣や食事を心がけることが、自律神経のバランスを整えることにつながります。

つまり、低体温を克服するためには、一日一回は汗をかくような運動をし、体の最大の熱産生器官である筋肉の質と量をアップさせるとともに、副交感神経を刺激する生活習慣や食事を心がけることで、交感神経優位に過剰に偏った自律神経のバランスを整え、ストレスに耐えられる体をつくることが必要なのです。

私たち人間の体は、とても精密にできています。

そして、その精密さはさまざまな臓器、筋肉、それらをつなぐ神経や血管、ホルモンなどの働きが連携・協調しあうことで保たれています。そのため私たちの体は、一つのことが一つのことだけに対応しているのではありません。

詳しくは本文で述べますが、たとえば、質のいい睡眠をもたらすメラトニンというホルモンは、たんに睡眠の質をよくするだけではなく、胸腺《きょうせん》を刺激し、免疫力を高める働きもしていますし、そのほかにも脳の老化を防いだり、男性であれば精子の劣化を防ぐ働きももっています。つまり、睡眠の質が悪いと、その悪影響は目には見えなくても全身に及んでしまうのです。

体温は、こうした体の連携・協調がうまくいっているかどうかを教えてくれる指標です。

体温を上げることがどうして健康維持につながるのか、本書では、こうした体の連携・協調にも目を向けながら前著よりさらに深く、そして最新の医学情報も盛り込みながらお話ししていきます。

体温が一度下がると免疫力は三〇%も低下するといわれています。

では、「免疫力が下がる」と、どんなリスクが生じるのかご存じでしょうか？

多くの人は免疫力の高さを「風邪のひきにくさ」で測っています。風邪をひきやすい人は免疫力が低く、風邪をひきにくい人は免疫力が高い、ということです。

これももちろん間違いではありません。

でも、風邪のひきにくさは体の外から入ってくるウイルスや細菌、カビ、原虫などに対抗する力を意味するにすぎないので、免疫力の半面しかとらえていません。

免疫力には、こうした体の外側からくる脅威以上に怖い、体の内側で生じる異変に対抗する力も含まれます。

つまり、免疫力が低く風邪をひきやすい人、ひいた風邪がなかなか治らない人というのは、同時に自分の体の内側で発生する異常細胞を見張る能力も低く、それだけガンにかかりやすくなるということです。

現在、私は腫瘍《しゅよう》免疫内科というガン治療の専門医として活動しています。

アンチエイジングの専門医がガン治療を？

日本ではそんな疑問をもつ方も多いようですが、欧米ではアンチエイジングとガン治療は密接な分野として認識されています。なぜなら、ガンと老化の根本的な原因は同じだからです。

ガンも老化ももともとの原因は「遺伝子のコピーミス」から始まります。

ということは、細胞レベルから老化を防ぐアンチエイジングの知識を活用すれば、ガンという恐ろしい病気を未然に防ぐことに大いに役立つということです。

現在、日本は二人に一人がガンになり、三人に一人がガンで亡くなるという「ガン大国」です（これは、世界一の長寿国であるがゆえの宿命ともいえます）。そして、その背景に日本人の低体温化があることは間違いありません。

前著でも申し上げましたが、**体温を恒常的に高い状態に保つことは、病気の人を健康にし、体調のすぐれない人を元気にし、健康な人を若々しくする「万能の健康メソッド」です。**

本書で紹介する方法は、誰《だれ》にでもできる簡単なものばかりです。ぜひふだんの生活に取り入れ、体温を上げるとともに人生のクオリティを上げることに役立ててくださることを、心から願っています。

体温を上げると
健康になる
実践編

もくじ

第1章

体温が低いと病気になる

第2章

体温から読み解く免疫の謎

第3章

この運動で体温は自然と上がる

第4章 体温を上げる食事と生活習慣

装丁◎渡辺弘之
本文イラスト◎きたもりちか
本文ＤＴＰ◎日本アートグラファ
編集協力◎板垣晴己・磯崎博史・ぷれす
編集◎高橋朋宏・平沢 拓（サンマーク出版）

第1章

体温が低いと病気になる

増えつづける「新婚病」の原因は低体温だった

近年、低体温の人が増えるに従って、これまであまり見られなかった病気を患う人が増えてきています。

その一つが**若い女性に見られる「新婚病」と呼ばれる膀胱炎《ぼうこうえん》**です。

この病気は、結婚して性交渉を頻繁にもつようになったことを機に発症する人が多いのでこうした名で呼ばれるようになったのですが、性行為によって外陰部についた雑菌が繁殖し、尿道から膀胱に入り、膀胱内で炎症を起こす病気なので、実際には未婚、既婚を問わず発症します。

女性は尿道が短いので、そもそも男性より膀胱炎になりやすいのですが、通常は、性行為の影響で膀胱炎になることはほとんどありません。それに、新婚病といわれる膀胱炎は慢性化してしまうケースが多く、たんに尿道の短いことだけが原因とは考えられません。

なぜ性行為の影響で膀胱炎になってしまう人が増えているのでしょう。

じつは、最近の研究で、外陰部の雑菌繁殖には低体温が密接に関係していることがわかってきているのです。

実際、新婚病を発症する女性のほとんどが低体温です。

では、低体温だとなぜ雑菌が繁殖しやすくなるのでしょう。

このことを説明する前に、やはり最近患者数が増えつづけているドライアイ、ドライマウスについて少しお話しさせてください。

涙の分泌量が減り、目が乾き傷つきやすくなってしまう「ドライアイ」は、パソコンやコンタクトレンズの普及によって症状を訴える人が増えている現代病の一つです。現在日本にはドライアイの患者は八〇〇万人以上もいるといわれていますが、その多くが、目だけではなく口が乾く「ドライマウス」の症状も訴えているといいます。

ドライマウスとは、唾液《だえき》の分泌量が減少して口の中が乾く疾患です。口の中が乾くと、口腔《こうくう》内の粘膜が傷つきやすくなるため、ものが食べにくくなったり、舌にヒリヒリとした痛みを感じるようになったりします。さらに乾燥が進むとしゃべりにくくなったり、虫歯や歯肉炎が悪化したりするなど深刻な口内トラブルに進行してしまうので、早めの治療が必要です。

ドライアイもドライマウスも、どちらも本来はつねに潤っているべき粘膜が分泌液の不足によって乾いてしまう疾患です。

目を潤す涙は「涙腺《るいせん》」という腺組織から、唾液は「唾液腺」という腺組織からそれぞれ分泌されています。ドライアイの人の多くがドライマウスも併発してしまうのは、こうした分泌液を出す腺組織そのものの機能が低下してしまうからです。

さて、新婚病の説明をするのになぜドライアイ、ドライマウスの話をしたのかというと、じつは新婚病も同じ腺組織の機能低下が大きく関《かか》わっているからです。

女性器にはスキーン腺、バルトリン腺という腺組織があり、必要に応じて分泌液を出すことで膣《ちつ》粘膜を守っています。この潤っているべき膣が乾燥してしまう病態を「ドライヴァジャイナ」といいます。

膣分泌液は性行為をスムーズにし、粘膜が傷つくのを防ぐためのものだと思っている人も多いのですが、分泌液の役目はそれだけではありません。

ほかにも大切な役目があるのです。それは、雑菌の排泄《はいせつ》です。腺組織の機能が低下し、分泌液が少なくなると、雑菌の排泄がうまくできなくなるので、細菌が繁殖しやすくなってしまいます。

つまり、新婚病の本当の原因は、ドライアイ、ドライマウス同様、腺組織の機能低下によって膣の分泌液が少なくなり、粘膜が乾燥することで雑菌が繁殖してしまうことだったのです。

じつはこれまでも目や口、膣の粘膜の乾燥を訴え、ドライアイやドライマウス、ドライヴァジャイナと診断される人は少なくありませんでした。でも、そのほとんどは更年期の女性でした。

更年期になると女性ホルモンの分泌量が急激に低下するため、女性の体には劇的な変化が生じます。とくに唾液腺や涙腺、汗腺といった外分泌腺は女性ホルモンの影響を強く受けているため、更年期に伴い、さまざまな症状が現れることが多いのです。

問題は、近年こうした乾燥性の疾患を訴える人が低年齢化していることです。

しかも、ドライアイ、ドライマウス、ドライヴァジャイナ、どれか一つでも発症している人は、現在他の症状が出ていなかったとしても、これら腺組織の機能低下からくる病気はもちろん、性感染症など細菌の増殖を原因とする病気を発症する危険性が高いと考えなければなりません。

実際、こうした乾燥による細菌の繁殖を原因とする病気は、膀胱炎にかぎりません。

最近、若い人を中心に増えているカンジダ症も、子どもたちを取り巻く性環境がその一因として問題視されていますが、それ以上に体自体が低体温になっていることのほうが大きな問題なのです。なぜならカンジダ菌は膀胱炎を引き起こすような雑菌とは違い、もともと体表のどこにでも存在している常在菌だからです。

常在菌なので、健康な人はカンジダ菌がいてもそれで炎症を起こすことはありません。それは免疫システムが過度の増殖を防いでくれるからです。

しかし、低体温の人は免疫力が低下しているので、乾燥と免疫力の低下という二重の要因によって、普通ならそこまで増殖しないカンジダ菌を増殖させてしまうのです。**「ただ体温が低いだけ」と低体温を侮ってはいけません。**低体温の陰には、さまざまな病気になる危険性が潜んでいるのです。

低体温は自律神経の乱れを知らせるアラーム

ドライヴァジャイナ、ドライアイ、ドライマウス、これらはいずれも異なる原因をもった別々の疾患のように思われがちですが、その原因はどれも同じ腺組織の機能低下です。

では、なぜ低体温だと腺組織の機能低下が起きているると考えられるのでしょう。

それは、どちらも自律神経の一つである交感神経の過緊張に原因があるからです。

私たちの体は、交感神経と副交感神経という二つの自律神経が交互に体を支配することでさまざまな機能が保たれるようにできています。

この二つの自律神経は基本的に相反する働きをもっています。

たとえば、血圧は交感神経が優位だと高くなり、副交感神経が優位だと低くなります。血圧が上がるということは血管が収縮するということなので、血流は悪くなります。血流が悪くなると体温は下がり、反対に血流がよくなると体温は上がります。

こうした自律神経の支配は、内臓の働きにも及んでいます。心臓や肺などの循環器系や呼吸器系は交感神経支配下で働きが活発になり、胃腸を中心とする消化器系は副交感神経支配下で働きが活発になります。

こうした自律神経の支配は、基本的には、体を活発に動かす日中は「交感神経」が優位に働き、体を休めたり、夜寝たりしているときは「副交感神経」が優位に働くという「日内リズム」に従って切り替わるようになっています。

とはいえ、このリズムは絶対的なものではなく、その時々の刺激や行動、精神状態によっても臨機応変にその支配が切り替わります。

日中でも食事をすると眠くなるのは、副交感神経の支配下にある胃腸に食べ物が入り、その活動が活発になり、それまでの交感神経優位な状態が副交感神経優位に切り替わるからです。逆に、基本的に副交感神経優位であるはずの夜でも、運動をしたり、仕事をしたりして交感神経を刺激するとこちらが優位になります。

自律神経がこのように敏感に切り替わるのは、体を守るためです。

たとえば、食事をしたときに日中だからといって副交感神経優位に切り替わらないと、内臓がうまく働かず、消化不良を起こしてしまう危険性があります。また、夜だからといって体を動かしても交感神経優位に切り替わらないと、夜中に地震に遭ったときなどにうまく体が動かず、逃げ遅れてしまうかもしれません。

つまり、「いざ」というときに体や命を守るために、自律神経は行動や刺激に敏感に反応して切り替わるようになっているのです。

とはいえ、自律神経のバランスがもっともいいのは、あくまでも日内リズムに従っているときです。自律神経はさまざまな行動、環境刺激で切り替わりますが、そうした刺激は体にとってはすべて「ストレス」だからです。

そのため、昼夜逆転など日内リズムに反する生活をしていると、それがストレスとなって自律神経のバランスが崩れ、病気をつくりだしてしまいます。

自律神経は交感神経が過剰に緊張しても、副交感神経が過剰に緊張してもバランスが崩れるのですが、現代人の場合、体調不良や低体温のほとんどは交感神経の過緊張が原因です。

睡眠不足や過労などの身体的ストレス、人間関係におけるトラブルや仕事のプレッシャーなどの精神的ストレス、さらに、現在はこれが一番問題なのですが、「薬剤性ストレス」によっても交感神経は過緊張に陥ってしまいます。そして交感神経が過剰に緊張すると、免疫を担う白血球の中の顆粒球《かりゅうきゅう》が増加します。

顆粒球は細菌に対抗する免疫細胞ですが、増えすぎると顆粒球が死滅するときに発生する大量の活性酸素によって血液を酸化させ、いわゆる「ドロドロ血液」にしてしまいます。ドロドロ血液は血行を悪化させ、「低体温」をつくりだします。

交感神経が優位になり、顆粒球が増えるというと、顆粒球は細菌に対抗する免疫細胞なので、雑菌の増殖を抑えるのではないかと思われるかもしれませんが、それはあくまでも自律神経のバランスがとれている場合です。

つまり、低体温の人は交感神経が過緊張になっている危険性が高く、その状態が長く続けば腺組織の機能低下を招き、ドライアイ、ドライマウス、ドライヴァジャイナといった腺組織の機能低下による疾患になりやすい身体環境をつくりだしてしまうということです。

低体温は、自律神経のバランスの乱れを知らせるアラームのようなものです。多くの人は病気になったときしか体温を測りませんが、健康なときの体温を把握しておくことのほうがより重要だと私は考えています。体重を日々量り、健康管理に役立てる人は少なくないと思いますが、体温こそ日々測って健康管理の指標の一つとして役立てていただきたいものです。

緊張するとトイレに行きたくなるのはなぜだろう？

面接やプレゼンテーションの前など、緊張したときにのどがカラカラに渇いたり、急にトイレに行きたくなって困ったりしたという経験は誰《だれ》にでもあると思います。

緊張したときにのどがカラカラに渇くのは、ストレスによって交感神経が過剰に緊張し、唾液の分泌量が減るからです。

では、トイレに行きたくなるのはなぜなのでしょう。

緊張したときにトイレに行きたくなるのは、交感神経の過緊張によって膀胱に尿がたまったことを感知する神経が過敏になるためです。

でも、これらの反応は、交感神経の過緊張に陥ってしまった自律神経のバランスを整えようとする体の無意識の反応でもあります。

なぜなら水を飲む行為も、排尿行為も、それ自体が副交感神経を刺激するからです。

つまり、のどの渇きを感じさせることで水を飲ませ、胃腸を動かすことで副交感神経を刺激し、交感神経優位に過剰に傾いた自律神経のバランスを整えようとしているのです。尿意に敏感になるのも同じです。膀胱に少ししか尿がたまっていないのに尿意を感じさせ、排尿することで副交感神経を刺激しているのです。

こうした反応が起きるのは、私たちの体に「ホメオスタシス（恒常性）」という、内外の環境変化に対し、つねに体の状態を一定に保とうとする働きが備わっているからです。

たとえば、寒いときに体が震えるのは外気温によって下がってしまった体温を上げるための反応ですし、逆に暑いときに汗が出るのも上がりすぎた体温を下げるための、ホメオスタシスに基づく反応です。

こうしたホメオスタシスは、体温や血圧、体液の浸透圧はもちろん、免疫機能など体のあらゆることに対して起きます。

私たちが緊張解消法として意識的に実践しているものの中にも、副交感神経を刺激して、ホメオスタシスと同じような効果をもたらすものがあります。

その代表が「深呼吸」です。

緊張して胸がドキドキしているとき、私たちはよく、ゆっくり数を数えたり、深呼吸をしたりします。これはゆっくりと深い呼吸を数回繰り返すことで次第に動悸《どうき》が治まり、高かった血圧も下がっていくことを経験的に知っているからです。

なぜ深呼吸が人の緊張をほぐしリラックスさせるのかというと、副交感神経を刺激するからにほかなりません。

このことからもわかるように、交感神経の過緊張を原因とするドライアイやドライマウス、ドライヴァジャイナといった疾患を根本的に治療するためには、交感神経過緊張に陥っている自律神経のバランスを整えることが必要です。

しかし現在、病院で行われている治療の多くは抗生物質の投与という対症療法です。たしかに細菌感染が原因なので、短期的に見ればこれで症状は改善します。しかし、雑菌が繁殖しやすくなっている体の状態を改善しないかぎり、根本的治療にはなりません。

新婚病と呼ばれる膀胱炎が慢性化してしまうのも、雑菌が繁殖しやすい体の状態を放置してしまっているからです。

もちろんドライアイやドライマウスには自律神経の乱れ以外の病的な原因のものもあります。しかし、それは全体のわずか八%にすぎないことが疫学的にわかっています。残りの九二%は生活習慣、または更年期障害が原因なのです。

もし、ドライアイの症状があり、高齢でなければ、その原因はまず間違いなく生活習慣にあるということです。

ですから、腺組織の機能が低下してしまった人がまずしなければならないのは、交感神経の過緊張に陥っている体を正常な状態に戻すために、副交感神経優位のライフスタイルを心がけるとともに、低体温を克服する努力をすることなのです。

「薬を飲んでいるから安心」は大きな勘違い

交感神経の過緊張のおもな原因はストレスです。

一般的に「ストレス」というと、人間関係でのトラブルや仕事のプレッシャーなど精神的なものをイメージする人が多いのですが、すでに述べたように、ひとくちにストレスといってもさまざまなものがあります。そうしたさまざまなストレスの中でも、交感神経の過緊張をつくりだす要因として私がいまもっとも危惧《きぐ》しているのは「薬剤性ストレス」です。

薬は病気の治療に使われるものなのだから体にいいものだと思っている人が多いのですが、それは間違いです。

たしかに薬は、正しく使用すればさまざまな薬効が期待できるものです。しかし、同時にさまざまな副作用を体に与えてしまう危険ももっているのです。**とくに、長期的に同じ薬の服用を続けることは危険です。**

では、具体的にどんな薬が危険なのでしょう。

基本的にはどんな薬にも副作用はあるので、常用することはお勧めできないのですが、ここではとくに日本人が多く常用している薬についてお話ししたいと思います。

まず筆頭は何といっても、高めの血圧をコントロールするための**「降圧剤」**です。

日本では、高血圧は「国民病」といわれるほど多く、厚生労働省の国民健康・栄養調査（二〇〇六年）によれば、男性の約六割、女性の約四割が治療の対象になっているといいます。

高血圧の治療では、処方された降圧剤をある程度の期間飲みつづけることが必要だとされているため、一度降圧剤を飲みはじめると、どうしても長期間にわたって飲みつづけることになります。

降圧剤の次に常用性が高いのが**「眠剤（睡眠薬）」**です。

現在、日本人の約二〇％が不眠を訴えているというデータもあるほど、不眠に悩み、その対処として薬を服用している人はたくさんいます。

その中には、「私が飲んでいるのは睡眠薬じゃなくて睡眠導入剤だから大丈夫」と思っている人が少なくないのですが、睡眠薬も睡眠導入剤も薬剤ストレスをもたらすことでは同じです。

そして常用性の高い薬の三つ目が、**「抗ヒスタミン剤」**と総称される薬です。

抗ヒスタミン剤というとピンとこないかもしれませんが、ヒスタミンとは免疫に関係する神経伝達物質で、これが過剰に分泌されると花粉症や喘息《ぜんそく》、アトピーなどアレルギー疾患が現れます。ですから、アレルギーの薬はすべて、このヒスタミンの作用を抑える「抗ヒスタミン剤」です。また、すべてではありませんが、胃腸薬の中にも抗ヒスタミン作用をもった薬が数多くあります。

抗ヒスタミン作用をもった胃腸薬は、処方箋薬《しょほうせんやく》だけではなく、誰でも簡単に薬局で買えるものがたくさんあります。ですから、**自分は胃が弱いからとそうした薬を日常的に飲むのは、じつはとても怖いことなのです。**

しかも、この抗ヒスタミン剤には、服用すると一〇〇％現れるといっても過言ではない副作用があります。それは「眠気」と「だるさ」と「口渇感（口の乾き）」です。ドライヴァジャイナのところで説明したように、口が乾くということは、口だけの問題ではありません。口が乾くということは、程度の差はあったとしても、必ず目や膣も乾いているということなのです。

降圧剤、睡眠薬、睡眠導入剤、アレルギー薬（塗り薬も含む）、胃腸薬、こうした

薬はすべて、常用すると交感神経を過剰に緊張させ、血行不良による低体温を招き、免疫力を大きく低下させることになります。

日本人は世界的に見ても、ふだんから薬を服用している人が多く、それによる薬剤性ストレスで低体温になっている人が多いのですが、そうした危険に対する知識はまだまだ普及していません。「薬を飲んでいるから安心」と思っていた人は、ぜひこれを機会に少しずつでも常用する薬を減らしていくことに意識を向けていただきたいと思います。

抗うつ剤がもたらす「負のスパイラル」の恐ろしさ

さらに、もう一つ付け加えると、常用する人が急増している危険な薬があります。それは、「抗うつ剤」です。

うつ病の増加に伴い、抗うつ剤、抗不安薬を常用する人が増えているのですが、これらの薬も必ずといっていいほど眠気、だるさ、口渇感といった副作用を伴います。

しかも、抗うつ剤の場合、もっとも問題なのは、その薬が一種類だけではなく、同時に二種類も三種類も処方されてしまうことが少なくないという事実です。

なぜ何種類もの抗うつ剤を処方されることになってしまうのかというと、そこには抗うつ剤ならではの負のスパイラルが存在しているからです。

現在、抗うつ剤のマーケットの九〇%を占めているのが、「ＳＳＲＩ」といわれる薬です。これは「選択的セロトニン再取り込み阻害剤（Selective Serotonin Reuptake Inhibitors)」の略称で、うつ病の原因と考えられている脳の神経伝達物質「セロトニン」の不足を補う作用をもった薬です。

この薬の短期的効果は高く、服用した当初は目覚ましい効果をもたらします。ところが、この薬を長く服用していると、意欲に関わる神経伝達物質「ドーパミン」が低下してしまい無気力になってしまうのです。

ＳＳＲＩの服用によって無気力になってしまうのですが、医師は患者さんが無気力な状態になると、結果として薬が効かなくなったと判断して薬を増量してしまうことがあるのです。

薬で悪化したのにさらに薬を増やすなんて、と思われるかもしれませんが、じつはＳＳＲＩは一度常用するとやめるのがとてもむずかしい薬といわれています。しかも、薬を増量すると、一時的ではあるのですが、症状が改善することもまた事実です。そのため、うつ病治療では薬の量がどんどん増えていってしまうケースが多いのです。

一度、このような形で負のスパイラルに入り込んでしまうと、抗うつ剤をやめるのはさらにむずかしくなっていきます。そして、どんどん薬が増えていくことになります。中には約十年間の通院で八種類もの抗うつ剤を同時に服用しなければならなくなってしまった症例もあるほどです。

現在、日本でうつ病と診断された人は約一〇〇万人、その人たちのほとんどがうつ病と診断された時点で抗うつ剤を処方されています。でも、その人たちが本当にうつ病で、本当に抗うつ剤を必要としている方々なのかというと、私は大いに疑問をもっています。

なぜなら、これまで「心のカゼ」と呼ばれ、休養をとって抗うつ剤を服用すれば半年から一年で治ると考えられてきたものが、現実には四人に一人が治療に二年以上かかり、二人に一人が一年以内に再発するという状況が起こっているからです。

その背景には、治療が長引く患者さんの多くが、不必要に多くの種類や量の抗うつ剤を処方されているというケースや、診断のむずかしいタイプのうつ病が増えてきているというケースがあります。

イギリスでは、こうしたうつ病を巡る問題を大きく取り上げ、三年前から国を挙げた取り組みを始めています。病院で勤務する医師たちを実際に国会の場に招集して真剣な議論を行ったり、心理療法士の養成のために、政府が三〇〇億円の予算を投じたりして、積極的な対策に乗り出したのです。

その結果、うつ病患者の再発する割合が四四%から二七%にまで減少するという、目覚ましい効果が表れたのです。

日本では、二〇〇九年にようやく事態を重く見たNHKが「うつ病治療　常識が変わる」と銘打ったスペシャル番組を放送しました。公共放送でうつ病問題が大きく取り上げられたのは、このときが初めてです。

依然として中高年男性の自殺企図患者が増えつづける現状は、いまの日本にとってもはや無視できない社会問題です。この問題に国ぐるみで取り組んでいくためにも、まず薬との向き合い方一つから、一人ひとりが自分の症状にしっかりと目を向けたうえで、気づき、考え、行動するというプロセスを経て判断する意識をもってくださることを、切に願っています。

うつ病と診断された男性は、まず更年期障害を疑え！

うつ病というのは、世界的に見ても診断のむずかしい、別の言い方をすれば、非常に誤診率の高い疾患です。

カウンセラーやセラピストなども多く、「うつ病先進国」といわれているアメリカでさえ、うつ病に関する誤診率はけっして低いものではありません。

アメリカのうつ病誤診率は、どのくらいだと思いますか？

じつはアメリカのうつ病誤診率は三七％もあるのです。

アメリカの心療内科では、最低でも一回三十分以上かけた診察を、五回から六回行ったあとに診断が下されます。それでも誤診率が三七％もあるのです。

それほどうつ病の診断はむずかしいということです。

しかし、日本の心療内科では、そのむずかしい診断が五分診療といわれる短い診察時間で、しかもほとんどの場合たった一回の診察で下されています。そんな環境で誤診がどれほど起きているか、考えるだけで恐ろしいと思うのは私だけではないはずです。おそらく最低でも四割、もしかしたら日本の誤診率は五割を超えていることも充分考えられます。

誤診をされる危険性がもっとも高いのは中高年の男性です。なぜなら、うつ病と誤診されるケースでもっとも多いのは、男性更年期障害を原因とする精神症状だからです。

更年期障害は女性特有のものだと思っている人も多いようですが、男性にも更年期障害はあります。ただ、その症状は女性のそれとは大きく異なります。女性の更年期障害は女性ホルモン「エストロゲン」の低下によるもので、体の火照りや発汗など身体症状が主です。それに対し、男性の更年期障害は男性ホルモン「テストステロン」の低下によるもので、気力の喪失や抑うつ状態など精神症状が中心です。

最近は無気力や抑うつ状態になると、すぐにうつ病を疑い、心療内科を受診する傾向がありますが、そうした症状があったとしても、まずはライフスタイルを見直しながら様子を見ることをお勧めします。なぜなら男性の更年期障害である可能性が高いからです。

本来、男性ホルモンは、三十歳をピークに年に一％ずつという非常に緩やかなカーブを描きながら低下していくものです。これまで男性に更年期障害がないと思われていたのも、男性ホルモンの低下スピードがとても緩やかだったからです。

更年期障害の症状が現れる男性というのは、この緩やかなはずの男性ホルモンの低下がストレスによって急激に起きてしまった人なのです。

しかし、こうした変化が多く表れるようになったのは最近のことであるため、その診断基準も明確でないうえ、女性の「婦人科」のように、男性特有のそうした症状を専門に診察してくれる「科」もないのが現状です。

そのため多くの男性更年期障害患者が、抑うつ症状があるというだけで心療内科を訪れ、うつ病と誤診されてしまっているケースが多発しているのです。

実際、私は抑うつ症状を訴え相談に来られた方を何人も診ていますが、その中で抗うつ剤を必要とした人、つまり本当のうつ病患者はほとんどいませんでした。

抑うつ症状の相談に来られた方には、通常の検査に加えて、時間の許すかぎり生活習慣にも目を向けたアドバイスを行っているのですが、食事、睡眠、運動のバランスと、生活環境、そしてバイタルサイン（体が生命活動を営んでいるしるし）である体温に配慮しながらライフスタイルを改善してもらったところ、数か月後には見違えるほどに心身の健康を取り戻された方が数多くいらっしゃいます。

ライフスタイルの見直しの効果が表れる目安は三か月間です。

もしも、「うつかな」と思ったら、まずは三か月間、バランスのいい食事と適度な運動と質のいい睡眠を心がけ、規則正しい生活をしてみてください。心療内科へ行くのはそれからでもけっして遅くありません。

加齢臭は体温が低い人ほど強くなる

男性は四十代になると、誰でも多少は「加齢臭」が出てきます。

加齢臭の正体は、脂腺から分泌されるパルミトオレイン酸が酸化することによって生じるノネナールという物質です。脂が酸化した物質が発するものなので、そのにおいはかなり強烈です。

パルミトオレイン酸自体は年齢、男女にかかわらず分泌されています。では、なぜ中高年の男性だけが、加齢臭という独特のにおいを発することになるのでしょう。

その理由をお話しする前に、女性には少々ショックなことをお伝えしなければなりません。

じつは、加齢臭は、女性であっても発することが充分にありうるのです。

そして、低体温の人ほどそのリスクは高いのです。

女性に男性ほど加齢臭がないのは、一つには男性より皮脂が少ないからです。つまり、においのもととなるパルミトオレイン酸の分泌量自体が女性は少ないのです。

では、男性も女性も若いときに加齢臭がしないのはなぜなのでしょう。

これは、男女ともに若いときは、豊富な性ホルモンがパルミトオレイン酸を酸化させる活性酸素を除去してくれているからです。

男性の性ホルモンのピークは三十歳、その後少しずつホルモンの分泌量が減少していくため、四十歳を過ぎたころから活性酸素を除去しきれなくなり、加齢臭がするようになります。

女性が四十歳を過ぎても加齢臭がほとんどしないのは、女性の場合、閉経するまでにかなりの量の女性ホルモンが出るからです。

しかし、閉経後は女性ホルモンの分泌量が極端に減るので、男性ほどではありませんが加齢臭がしてきます。

こうしたことからもわかるように、加齢臭の強弱を決めているのは活性酸素の量なのです。活性酸素の量が多い人は加齢臭が強くなり、活性酸素の量が少ない人はにおいも弱くなるということです。

さらに、男性が中高年になると急に加齢臭が強くなるのは、メタボリックシンドロームとも関係しています。

じつは同じ年齢、同じ体重であっても、内臓脂肪の多いメタボの人ほど加齢臭は強くなります。これは内臓脂肪が大量の活性酸素を生み出すからです。

私たちの体は、食べすぎると使い切れなかった栄養を脂肪として蓄えます。しかし、**同じように食べすぎても、男性の性ホルモン「テストステロン」が低下すると、脂肪は脂肪でも皮下脂肪ではなく、内臓脂肪として蓄えられやすくなることがわかっています。**

つまり、男性はテストステロンが低下することによって、活性酸素を除去する能力が低下すると同時に、内臓脂肪が蓄積しやすくなり、その内臓脂肪がさらに多くの活性酸素を出すことによって、より一層パルミトオレイン酸を酸化させてしまうという二重の要因によって加齢臭が強くなってしまうのです。

ですから、メタボの人は、ダイエットをして内臓脂肪を減らすと加齢臭も軽減されます。

ごく普通の加齢による性ホルモンの低下でもこれほどの変化が生じるのです。これが急激なテストステロンの低下を伴う男性更年期障害の人であれば、さらにその変化が強く表れることは明らかです。

男性更年期障害の大きな原因はストレスですが、ストレスは更年期障害だけをつくりだすわけではありません。ストレスは交感神経の過緊張を招き、血行不良や免疫力の低下、低体温などさまざまな全身症状を同時につくりだします。

もちろんこうした変化が起きるのは、男性も女性も同じです。**実際、低体温の女性は正常な体温の女性より更年期障害の症状が重くなることがわかっています。**

更年期障害の症状が重いということは、それだけ性ホルモンの低下が急激だということですが、性ホルモンが少ないと除去できる活性酸素の量も少なくなるので、加齢臭はさらに強くなります。

つまり、男性も女性も低体温の人は、活性酸素の除去能力が低く、それだけ加齢臭も強くなりやすいということです。

加齢臭に悩んでいる人は、まず自分が低体温になっていないか確認してみてください。低体温を改善すれば、ホルモンバランスも自然と整っていくので、結果的に加齢臭も改善されていきます。

低体温の女性は不妊症になるリスクが高い

二〇〇九年現在の日本の合計特殊出生率は一・三七、これは一人の女性がその生涯に産む子どもの数が一・三七人だということです。

一九五〇年の合計特殊出生率は三・六五なので、わずか六十年間で日本人の出生率は二・二八も低下したことになります。

こうした急激な出生率の低下には、結婚しない人の増加や晩婚化、経済状況や子育てに対する不安などさまざまな要因があることは事実ですが、そうした要因の中には、「低体温」も含まれていると私は思っています。

なぜなら、子どもをもたない夫婦の中には望んでいるのに恵まれない「不妊症」に悩んでいる方がたくさんいるからです。最近ではそうしたご夫婦は全体の約一割にも及ぶといわれています。

低体温の女性は、性ホルモンの分泌が低下するので、排卵周期に乱れが生じやすく、妊娠しにくくなる傾向があります。

妊娠可能期間の健康な女性は、約二十八日周期で生理がきますが、その間の体温は排卵日を境に高温期と低温期というきれいな二相を描きます。高温期と低温期の体温の差は約〇・五度。ところが低体温の人は性ホルモンが充分に機能しないため、体温が二相に分かれづらくなってしまいます。

体温が変化しないということは、卵子の成熟が不充分だったり、排卵そのものが行われていなかったりする危険性があることを意味します。

妊娠は充分に成熟した卵子があって初めて可能になるので、低体温の女性は不妊症になるリスクが高いといわざるを得ません。

でも、低体温と不妊症の関係は、なにも女性にかぎったことではありません。

昔は不妊症というと、女性側の問題ばかりがクローズアップされていましたが、いまは不妊症の原因のおよそ五〇％は男性側の問題であることが明らかになっています。

そして、問題をもつ男性の多くが、やはり低体温であることも事実なのです。

男性側の問題でもっとも深刻なのは、精子の質の劣化です。

精子の運動率が悪い、奇形が多い、精子の数そのものが少ないなど、具体的な問題はいろいろありますが、このように精子が弱ってしまったのには大きく二つの原因があります。

その一つは食の欧米化です。

動物性脂肪の多い欧米型の食事が前立腺ガンの大きな原因となっているということがよくいわれますが、こうした食事が精子の質を低下させる原因になっていることもわかっています。動物性脂肪の多い食事は血液を酸化させます。酸化した血液はいわゆる「ドロドロ血液」なので、血行を悪化させ低体温をつくりだします。

夜十時から深夜二時までは真っ暗にして眠りなさい

精子の質を劣化させているもう一つの原因は、意外に思うかもしれませんが、じつは睡眠の質の低下です。

質の悪い睡眠は、たとえ睡眠時間そのものは充分だったとしても、体にとっては慢性的な睡眠不足と同じです。睡眠不足は自律神経のバランスを乱し、血行を悪くして結局は低体温をつくりだします。

では、睡眠の質は何で決まるのでしょう。

睡眠の質は「メラトニン」というホルモンの量で決まります。

私たちの睡眠と覚醒《かくせい》には「メラトニン」というホルモンが深く関わっており、メラトニンが出れば出るほど睡眠の質はよくなり、メラトニンの量が少ないと睡眠の質は低下します。

メラトニンは寝ている間に出るホルモンなのですが、眠ればいつでも出るというものではありません。なぜならメラトニンは「内因性ホルモン」といって、一定の時間帯に出ることが決まっているホルモンだからです。

メラトニンが分泌される時間帯は夜の十時から深夜二時までの四時間。つまり、この時間帯にきちんと眠っていないとメラトニンが充分に分泌されなくなってしまうのです。

きちんと、といったのは、たとえこの時間帯に寝ていたとしても部屋の明かりを完全に消して真っ暗な状態にして眠らないとメラトニンは分泌されないからです。

つまり、メラトニンを出すためには、夜の十時から深夜二時まで、部屋を真っ暗にして眠ることが必要なのです。

精子の質の劣化に睡眠の質が関わっているのは、このメラトニンに精子の質をよくする作用があるからです。

さて、あなたはこのメラトニンが出る時間帯に、きちんと睡眠をとっているでしょうか?

おそらくいまという時代は、この時間帯にきちんとした睡眠がとれているという人のほうが少数派でしょう。でも、その何げない夜更かしが、知らず知らずのうちに精子の質を劣化させてしまっているのです。

第2章

体温から読み解く免疫の謎

誰にでも毎日、五〇〇〇個のガン細胞ができている

私は現在、日米両国でガン治療の研究と臨床に携わっていますが、日本とアメリカではガンについての基礎知識に大きな差があることを痛感させられています。

そのことを象徴するのが、次の質問に対する反応です。


「あなたは毎日、自分の体にたくさんのガン細胞ができているのを知っていますか？」


日本でこの質問をすると、ほとんどの方が驚かれます。

そして、「ガン（悪性腫瘍《しゅよう》）」という病気の深刻さから、「私の体の中にガン細胞があるんですか？」と不安げな表情をされます。

不安を感じるのは、「ガン細胞＝悪性腫瘍（ガン）」だと誤解しているからです。

でも、ガン細胞ができているということと、ガンという病気になるということは、まったく別のことです。

どんなに健康な人でも、私たち人間の体では、毎日約五〇〇〇個ものガン細胞ができています。しかし同時に、私たちの体には、そのできてしまったガン細胞を除去する免疫機能も備わっているのです。

つまり、毎日、ガン細胞ができているけれど、体に備わった免疫機能によってガン細胞が除去されている。だから、健康な人は「ガン」という病気にならずに済んでいるということです。

最初はたった一つのガン細胞が腫瘍に育つまでには、長い時間がかかります。

ＭＲＩやＣＴを使った検査で発見される最小のガンの大きさは約一センチ。たった一つのガン細胞が、一センチの腫瘍に育つまでには十年から十五年もかかります。

一センチの腫瘍は細胞の数でいうと約一〇億個。たった一つのガン細胞が一〇億個まで増えるのに必要な細胞分裂の回数は約三〇回。三〇回というと少ないように思うかもしれませんが、正常な細胞が分裂できる回数は約五〇回が限界なので、ガン細胞の増殖スピードは正常な細胞よりかなり速いといえます。

ガン細胞の怖さは、正常な細胞が新陳代謝のために増殖するのと違い、ただひたすら増殖していくことにあります。

新陳代謝は「細胞の入れ替わり」なので、古い細胞はアポトーシスと呼ばれる自然死を遂げます。したがって全体的な細胞の数は変わらないのですが、ガン細胞の場合は古い細胞がアポトーシスせず、さらに分裂を続けるので倍々で増えていきます。

そのため、一つのガン細胞が一センチの腫瘍になるためには十年から十五年かかりますが、それがさらに倍の二センチの腫瘍になるまでには、細胞分裂の数にして三回、年月にするとわずか一年から二年しかかかりません。

ガン治療でもっとも大切なのは、ガンをできるだけ早期のうちに発見することです。早期ガンと呼ばれる二センチ以内の段階で腫瘍を発見、切除することができれば、治癒率はかなり高くなります。

ガンを早期発見するためには、一度の検査で安心せず毎年検査を受けることが必要だといわれます。それは、去年一センチに至らず発見されなかったガンが、翌年には二センチ近くの腫瘍に成長してしまっていることがあるからなのです。

でも、毎年検査を受けること以上に大切なのは、毎日できてしまうガン細胞を、免疫力を高めることで腫瘍に成長させないようにすることです。

免疫力を低下させてしまう低体温は、ガン細胞を除去する能力を低下させ、ガン細胞が腫瘍化しやすい体内環境をつくってしまうことにほかなりません。

また、低体温は正常な細胞の機能を低下させますが、ガン細胞を逆に活性化させることがわかっています。

ガン大国と呼ばれる日本だからこそ、ガンについてもっと一人ひとりが学び、ガンになりにくい体づくりをふだんから心がけることが大切なのです。

なぜ心臓はガンにならないのか？

私たちの体は約六〇兆個の細胞によって構成されています。それらの細胞は日々少しずつ新しい細胞に入れ替わることで体の機能を保っています。日々細胞が入れ替わっているのに、私たちの見た目はほとんど変わりません。それは、細胞の全体数をほぼ一定に保つために細胞分裂がコントロールされているからです。

ガン細胞とは、遺伝子の変異によってこのコントロールが利かなくなった細胞のことです。

細胞分裂がコントロールできなくなった細胞は無限に増殖を続けます。その結果できてしまうのが「悪性腫瘍」と呼ばれる異常細胞の塊、つまり、「ガン」です。

正常な細胞がガン細胞になってしまう原因は、細胞のコピーミスにあります。

このことを如実に表しているのが、心臓はガンにならないという事実です。

私たちの体は、新陳代謝と呼ばれる細胞の入れ替わりによってその機能を保っていると述べましたが、じつは、心臓は体が成長すると、あとはもうほとんど細胞が入れ替わらない臓器なのです。

そのため、原発性の心臓ガン（悪性心臓腫瘍）もまったく存在しないわけではないのですが、そのほとんどが、心臓がまだ成長段階にある小児です。

なぜ成長した心臓は新陳代謝をしないのか、その理由はまだわかっていませんが、いずれにしても、細胞が新陳代謝をする際のコピーミスが、正常な細胞がガン細胞化する原因だということがこのことからもわかります。

では、なぜコピーミスが起きるのでしょう。

原因はいくつかありますが、最大の原因は「フリーラジカル（活性酸素）」です。

フリーラジカルとは、化学的に非常に不安定で強い酸化力を示す活性化された酸素のことです。酸化力が強いフリーラジカルは、細胞壁や遺伝子などさまざまなものを傷つけます。私たちの体は加齢とともに老化していきますが、老化とは、そうした細胞レベルの傷の蓄積なのです。

正常な細胞の遺伝子が傷ついたとき、老化だけで済むのか、ガン細胞化してしまうのか、その差は、じつは遺伝子のどの部分が傷ついたかの違いでしかありません。本書の冒頭で、アンチエイジング医学とガン研究には密接な関係があるといったのはこのためです。アンチエイジング、つまり老化に抵抗するということは、同じ「遺伝子の傷」を原因とするガンに抵抗することでもあるのです。

フリーラジカルについては後ほどまた詳しく述べますが、ここで一つだけ覚えておいていただきたいことがあります。

それは、**諸悪の根源のようにいわれることの多いフリーラジカルも、私たちが生きていくためには必要不可欠なものだということです。**

私たちの体の免疫システムは、じつはフリーラジカルの強い攻撃力をウイルスや細菌の除去に利用しています。

でもそれだけでは、この強力な武器でみずからを傷つけてしまう危険があるので、私たちの体には、この攻撃から自分の身を守るための防具「ＳＯＤ（Super Oxide

Dismutase／スーパー・オキサイド・ディスムターゼ）」という抗酸化物質をつくる能力が備わっています。

では、ちゃんと防具をもっているのにもかかわらず、フリーラジカルの脅威がこれほどまでに大きく取り上げられているのはなぜなのでしょう。

問題は二つあります。

一つはさまざまな要因でフリーラジカルが必要以上に発生してしまうこと。

もう一つは、ＳＯＤの生産能力が加齢とともに低下していくことです。

ですから私たちが健康と若さを維持するためには、どうすればフリーラジカルの発生量を抑えることができるのか、どうすればＳＯＤの生産能力の低下を防ぐことができるのか、そして、どうすればフリーラジカルによって傷つきガン細胞化してしまった細胞の腫瘍化を防ぐことができるのか、この三つを考えることが大切なのです。

過度な運動はフリーラジカルを増やすので逆効果

まずは、どうすればフリーラジカルの発生を抑えることができるのか、から考えていきましょう。

フリーラジカルをまったくつくらずに生きることは、私たち人間にはできません。

なぜならフリーラジカルは、私たちが生きるために必要不可欠な「エネルギー」をつくるときにどうしてもできてしまうものだからです。

私たちには生きるためにどうしてもしなければならないことが二つあります。

それは「呼吸」と「食事」です。

呼吸ができない環境に陥ると、人は約十分で死んでしまいます。食事は呼吸ほど極端ではありませんが、それでも何も食べられない状態が一か月も続くと、よほど肥満の人でもないかぎり、かなり危険な状態になります。

では、なぜ呼吸や食事をしないと死んでしまうのでしょうか。

それは、ごく簡単にいえば「エネルギー」をつくれなくなるからです。

私たちの体は何をするにもエネルギーを必要とします。指一本動かすのにも、ものを考えるのにも、エネルギーが必要です。これは、私たちの体を構成している約六〇兆個の細胞一つひとつが、生きていくためにエネルギーを必要としているということでもあります。

では、そのエネルギーはどこでつくられているのでしょう。

じつは、エネルギーは細胞一つひとつがつくっています。すべての細胞がそれぞれエネルギーをつくりだす工場をもっており、エネルギーを自給自足しているのです。

そのエネルギー工場が、細胞の中の小器官「ミトコンドリア」です。

ミトコンドリアは食事から取り込んだ栄養素と、呼吸によって取り込んだ酸素を原材料に「ＡＴＰ（Adenosine Triphosphate／アデノシン三リン酸）」という物質をつくります。このＡＴＰこそが、私たちの生命を維持しているエネルギーの正体です。

ミトコンドリアはとても優れたエネルギー工場なのですが、一つだけ問題があります。それは、エネルギーをつくりだす際に、その副産物としてフリーラジカルもつくりだしてしまうということです。

生きるために必要なエネルギーをつくりだすと同時に、老化や病気の原因となるフリーラジカルもつくってしまう。何とも矛盾した話ですが、これが真実なのです。

しかもフリーラジカルは、ミトコンドリアに負荷がかかればかかるほど、たくさんつくられてしまうことがわかっています。

ミトコンドリアに負荷がかかるとは具体的にどういった状態なのかというと、ごく簡単にいえば、食べすぎたときと運動をしすぎたときです。

私たちの体は、必要以上にたくさん食べると、使い切れなかった分を脂肪として蓄積します。これは別の言い方をすれば、使い切れなかったエネルギーの原材料を蓄積しているということです。

でも、私たちの体が備蓄できるのは、主として脂肪です。

もう一つのエネルギーの原材料である「酸素」は備蓄できません。

だとすると、エネルギーそのもの、つまりATPという物質を備蓄すればいいのではないか、と思うかもしれませんが、じつはATPも現代社会を支えているエネルギー「電気」と同じで、つくり置きをしてためておくことができないのです。

ATPはその時々の必要に応じてつくられ、使われているのです。

ATPを蓄えることができないため、寝ているときや休んでいるときなどあまりエネルギーを必要としないときは、ミトコンドリアにかかる負荷も少なくて済みますが、激しい運動をするなどたくさんのエネルギーを必要とするときは、大きな負荷がかかり大量のフリーラジカルを発生させてしまいます。

フリーラジカルが大量に発生するということは、それだけ細胞や遺伝子が傷つく量が増えるということなので、老化や病気のリスクも当然高くなります。

こうした事実がわかったとき、多くの研究者は一つの疑問を抱きました。

それは、運動は健康にいいといわれてきたけれど、エネルギーを大量に必要とする運動は、本当は老化を促進し、病気のリスクを高める「体にとって悪いこと」なのではないか、という疑問です。

実際、一時期は、運動は体にとって害になるので、できるだけしないほうがいいという説を提唱した研究者もいたほどです。

しかし、研究が進むに従って、私たちの体は想像以上に複雑で、すばらしいシステムによってその機能が保たれていることがわかってきました。なんと、私たちの体は、諸悪の根源といわれているフリーラジカルをも健康維持に役立てていたのです。

どういうことかというと、フリーラジカルの量が増えると、それを中和する抗酸化酵素も増えることが明らかになったのです。

先ほど、私たちの体の免疫システムは、フリーラジカルの強い酸化力をウイルスや細菌の除去に利用しているといいましたが、そうした「武器＝フリーラジカル」が増えたときには、同時に「防具＝抗酸化酵素」も増やすようにプログラムされていたのです。

とはいえ、そのプログラムはたんにフリーラジカルが増えれば抗酸化酵素が増えるというような単純なものではありませんでした。もしそんな単純なものであれば、フリーラジカルの害がこれほど叫ばれることはなかったでしょう。

思い出してください。私たちの体はいろいろな種類の抗酸化酵素をもっていますが、その中でも代表的な抗酸化酵素「ＳＯＤ」の生産量は加齢とともに低下します。これは事実です。だからこそ、老化を避けられないのです。

でも、たった一つだけ、このＳＯＤの生産量を増やす方法があります。

それこそが、ある方法でフリーラジカルの発生量を増やすことだったのです。

その方法とは「運動」です。

運動をすると、たくさんエネルギーを必要とするのでフリーラジカルの発生量も増えます。ところが、同時にＳＯＤの生産量も増えるのです。しかも、それはフリーラジカルの増加量と比べて充分にもとがとれるだけでなく、お釣りがくるほどに増えるのです。

では、運動をすればするほどいいのかというと、これがそうではないのです。

苦しさを感じるほどの激しい運動を長時間続けてしまうと、せっかくのこの効果はなくなってしまいます。

体が温まり、汗はかくけれど苦しくてゼイゼイいうほどではない。そんな適度な運動がＳＯＤの生産量を増やす方法なのです。

日本人は何でも「体にいい」というとやりすぎてしまう傾向があります。薬やサプリメントの飲みすぎ、運動のしすぎ、極端な菜食主義、どんなにいいといわれることでも、やりすぎれば効果が失われるどころか体に害を与えるものに変貌《へんぼう》します。

何事も大切なのは「適切な量」を守ることだということを、この機会にしっかり覚えておいてください。

ほくろが八〇個以上ある人は皮膚ガンの可能性がある

フリーラジカルは、ミトコンドリアがつくりだすものだけではありません。

たとえば「紫外線」も皮膚に当たると、皮膚の中でフリーラジカルが発生します。日に焼けるとシミやそばかすができるのはこのためです。老化の象徴ともいうべき皮膚のしわができるのも、フリーラジカルがお肌の張りを保つコラーゲンを破壊することが大きな要因の一つとなっています。

さらに紫外線は、発生したフリーラジカルが皮膚細胞の遺伝子を傷つけるので、皮膚ガンになるリスクも高めます。

ちなみに、シミやそばかすと並んで、皮膚にできると気になるほくろは、良性腫瘍の一種です。**八〇個以上ほくろがあると皮膚ガンに気をつけたほうがよいといわれています。**

前著『体温を上げると健康になる』で、お酒とタバコは低体温をつくりだす最悪の生活習慣だと述べましたが、この二つはフリーラジカルを体内に発生させるという意味でも最悪の生活習慣です。

お酒に含まれるアルコールは体に入ると、肝臓に運ばれて分解・解毒されます。

いま私は「解毒」という言葉を使いましたが、アルコールの分解過程で生じる「アセトアルデヒド」という物質は、まさに猛毒です。この猛毒を分解するときに大量のフリーラジカルが発生します。

お酒を習慣的に飲んでいる人が肝臓ガンになるリスクが高いことはよく知られていますが、ほかにもアルコールは、粘膜組織に突然変異を起こすリスクが高く、咽頭《いんとう》ガン、食道ガンの発症率を高めることがわかっています。

でも、お酒の場合もっとも問題なのは、飲めない人に「つきあい」として飲酒を強要することです。皆さんも経験的にご存じだと思いますが、人には「お酒に強い人」と「お酒に弱い人」がいます。強い人は結構な量のアルコールを飲んでも翌日ケロリとしています。でも、弱い人は二日酔いになって大変な苦しみを味わいます。極端な人では、飲んでいる最中に急性のアルコール中毒を起こしてしまうこともあります。

両者の違いは、もっているアルコール分解酵素の量の違いです。これはもともとの体質によるものなので、飲めない人にはけっして飲酒を強要してはいけません。飲めない人にお酒を飲ませることは、殺人に等しい行為だといっても過言ではないのです。

もちろん、いくらお酒に強い人でも、だからといって体に害がないということにはなりません。アルコールを分解できたとしても、その過程で発生する大量のフリーラジカルによって、体は確実に健康被害を受けているのです。

携帯電話の電磁波がガンを引き起こすリスク

お酒やタバコ、紫外線のほかにもフリーラジカルを発生させるものはたくさんあります。内臓脂肪の蓄積やストレス、食品添加物や残留農薬の摂取によってもフリーラジカルは発生します。

そうしたさまざまな要因の中で、とくに注意を促したいものが一つあります。それは「電磁波」です。

日本では子ども用携帯電話「キッズ携帯」が急激な勢いで普及しています。その背景には、近年急増している子どもを狙った犯罪から少しでも安全を確保したいという親心があります。事実、売れているキッズ携帯は、防犯ブザーやＧＰＳ機能を搭載したものばかりです。

たしかに、キッズ携帯をもたせることは、犯罪から子どもを守ることにつながるかもしれません。でも、そのことが子どもの健康を害しているとしたらどうでしょう。

子どもに携帯電話を使わせることに危機感をもっていないのは、先進国といわれる国の中では日本だけだといっても過言ではありません。すでにヨーロッパでは子どもが携帯電話を使うのは、健康上リスクがある行為だということが常識になっています。

イギリスでは、緊急時以外は子どもに携帯電話を使わせないよう、政府公報で勧告しています。フランスでは、胎児に悪影響を及ぼす危険があるとして、妊婦はお腹《なか》に携帯電話を近づけないようにしています。さらにドイツでは、子どもはもちろん、大人もできるだけ携帯電話を使うべきではないということが常識化しています。ほかにもアメリカやロシアでも十六歳以下の人の携帯電話使用に対し、健康被害が出ることを公式に忠告しています。

スウェーデン、ノルウェー、フィンランドなど北欧諸国では、子どもの携帯電話使用を禁止しているところもあるぐらいです。

先進諸国が携帯電話の使用をこれほどまでに危険視するのは、それが電磁波を発しているからです。電磁波は体内にフリーラジカルを発生させるだけでなく、細胞の中に直接作用してDNAのコピーミスを引き起こします。

でも、電磁波はどんな電化製品からも出ています。それなのにとくに携帯電話の使用を危惧《きぐ》するのは、電話という性質上、体に密着させて、しかも大切な脳という臓器のある頭部に密着させて使用するからです。

思い出してください。老化やガンの原因となる細胞のコピーミスは、新陳代謝がさかんな場所ほど起こりやすくなります。これは、体が成長し終わった大人よりも、さかんに細胞分裂を繰り返している成長期の子どものほうが、リスクが高いということを意味しています。

実際、いまアメリカやヨーロッパのアンチエイジング学会では、携帯電話がＤＮＡのコピーミスを引き起こすという論文が次々と出ています。

その一つが二〇〇八年の欧州会議で発表されています。その研究はスウェーデンのオレブロ大学病院でレナート・ハーデル教授の指導のもと実施されたもので、二十歳以前に携帯電話の使用を開始した人々では、グリア細胞（脳の神経細胞のケアをする細胞）のガンである神経膠腫《こうしゅ》（グリオーマ）を発症する確率が、成人後に使いはじめた人と比べて五倍も高いとしています。

成人になると電磁波による脳腫瘍発症のリスクが低くなるのは、脳が発達し終わるからです。

携帯電話の普及前と現在の脳腫瘍の発症率が大きく変化していないことを理由に、携帯電話と脳腫瘍の関係を否定している人もいますが、それだけで安易に否定するのは危険です。なぜなら私たちが日常的に携帯電話を使うようになってから、まだ十五年ほどしか経《た》っていないからです。ガン細胞ができてから一センチの腫瘍に成長するまでには十年から十五年を要します。いま、日常的に携帯電話を使っている子どもたちに健康被害が表れるのは、もう少し時間が経過してからでしょう。

日本のいまの危機感の低さが十年後、どのような形で表れるのか、私は少なからず不安を感じてなりません。

飛行機で自然被曝するという事実は、欧米では常識

地下鉄に乗ると頭痛やめまい、気持ちの悪さなどを感じるという人がいます。

もしも、あなたの身近にそのような人がいたら、専門医の診察を受けることをお勧めします。なぜなら、現在海外で急増している電磁波アレルギー（電磁波過敏症）を

発症している危険があるからです。

電磁波アレルギーにはさまざまな症状があります。顔の火照りや皮膚の痒《かゆ》み、集中力の低下といった比較的軽い症状から、頭痛、吐き気、疲労感など日常生活に支障を来す症状まで程度もさまざまです。そのため、アレルギーを発症しているのに、たんなる疲れや風邪だと思い込んで治療が遅れてしまうケースも少なくありません。

日本ではまだ電磁波アレルギーを発症する人はそれほど多くありませんが、欧米では一九八〇年代から増加の一途をたどっています。近い将来、日本でも患者数が増えてくることは間違いないでしょう。

電磁波アレルギーは、テレビやパソコン、携帯電話の普及がもたらしたハイテク病といわれていますが、都市部では地下鉄の普及がそれに拍車をかけているのではないかと危惧されています。

じつは地下鉄の中は、大げさに例えれば、電子レンジの中にいるようなものなのです。コンクリートで覆われた狭い地下空間で電磁波が反響するからです。

地下鉄による健康被害がどのくらいあるのか、正確なデータは出ていないのでわかりませんが、毎日地下鉄で通勤している人の健康へのリスクが、地上を走る電車で通勤している人より高いことは間違いありません。

そんな地下鉄よりさらに悪いのが飛行機です。

飛行機では電磁波も発生しますが、さらに自然被曝《ひばく》というリスクがあるからです。飛行機で被曝するという事実は、やはり欧米では常識です。

私は毎月ニューヨークと東京を往復しているので調べたのですが、東京―ニューヨーク往復一回の被曝量は胸部のレントゲン写真一枚分の放射線量とほぼ同じでした。放射線も電磁波同様、ＤＮＡに直接作用しコピーミスを起こさせます。

こうしたリスクを考えると、携帯電話同様、子どもや妊婦はできるだけ飛行機の使用を避けるべきでしょう。

同じ被曝量なら、体が小さく、細胞分裂もさかんな子どものほうが当然リスクは高くなります。実際、こうした被曝リスクを考え、現在は小学生の検診の胸部レントゲンが廃止されています。

小学生の検診に胸部レントゲンが組み込まれたのは、子どもの結核感染が危惧されたからですが、いまでは全員がレントゲン検査を受けなければならないほど結核の危険性は高くありません。それよりはレントゲン撮影による被曝リスクのほうが高いと判断されたので、検診からレントゲンが外されたのです。

小学生が毎年検診で胸部レントゲン撮影を受けた場合、将来ガンを発症する危険性は五％アップするというデータが出ています。

現代社会で生きている以上、電磁波を避けることはできません。

地下鉄で通勤しなければならなかったり、毎日パソコンを使わなければならなかったり、飛行機で世界中を飛び回らなければならない人もいるでしょう。

大切なのは、そこにあるリスクから目をそらさないことです。

きちんとリスクを知ったうえで、どのような使い方をするのかを判断すること。それに加えて、みずからの免疫力を高める努力をすることです。

人の免疫力のピークは男女ともに十五歳

「免疫力を高める」とよくいいますが、皆さんはどのようなときに免疫力の低下を実感しますか？

幼児とお年寄りの免疫力が低いことはほとんどの方がご存じだと思います。

では、免疫力は何歳をピークに低下していくか知っていますか？

多くの人が自分の免疫力の低下を実感するのは、四十代後半から五十代にかけてです。疲れやすくなったり、風邪をひきやすくなったり、さまざまな生活習慣病が発症するのもだいたいこのぐらいの年代だからです。

でも、免疫力の低下は、こうした「実感」よりずっと早い時期から始まっています。

じつは、人間の免疫力のピークは十五歳なのです。

現在日本人の平均寿命は、男性が七十九・五九年、女性が八十六・四四年（平成二十一年簡易生命表・厚生労働省発表）。それほど人生は長くなったのに、免疫力のピークは男女ともに十五歳なのです。

なぜ免疫力のピークはこれほど早いのでしょう。

それは、免疫力と深く関《かか》わる胸腺《きょうせん》という臓器の特性によります。

私たちの免疫力は、白血球を主体とする免疫細胞が担っています。

白血球は「顆粒球《かりゅうきゅう》」「単球」「リンパ球」の三つに大別され、それぞれに異なる働きをもっています。どれも欠くことのできない大切なものですが、中でも病気の感染予防、ガン抑制という重要な役割を担っているのがリンパ球の一種、「T細胞」と呼ばれる免疫細胞です。

Ｔ細胞が担う役割の一つは外界からの異物の監視です。おもに監視しているのはウイルスですが、ほかにも真菌（カビ）や原虫、そして結核菌（一般的な細菌は顆粒球が対処するのですが結核菌はＴ細胞が担当）に対処しています。

エイズ患者にはさまざまな症状が現れますが、これはエイズウイルスそのものが引き起こしている症状ではありません。エイズウイルスが免疫細胞を破壊して、外界からくる異物をブロックすることができなくなることが原因です。ですからエイズ患者はガンを発症することも多いのですが、これも理由は同じです。体内でできるガン細胞を除去する免疫細胞が破壊されてしまうからです。

この大切なＴ細胞をつくっているのが、胸のあたり、ちょうど心臓の上に乗るように位置している「胸腺」という臓器です。そして、私たちの免疫力のピークが十五歳なのは、胸腺という臓器の機能のピークが十五歳だからなのです。

十五歳でピークを迎えた胸腺の機能は、その後少しずつ低下していき、四十歳ごろになると胸腺の組織そのものが脂肪化しはじめます。そして、六十五歳ごろまでには完全に組織が脂肪化し、その機能を失います。

私たちが四十歳ごろから免疫力の低下を実感するのは、胸腺の脂肪化が始まり、機能低下に一層の拍車がかかるからだったのです。

胸腺は、体を内外の異物から守ってくれるT細胞のいわば「生産工場」です。その生産量は十五歳をピークに低下していき、四十歳になると工場自体が縮小しはじめ、六十五歳になると完全に工場が閉鎖してしまうということです。

工場が閉鎖してしまうということは、体を内外の脅威から守ってくれるT細胞がつくられなくなるということですから免疫力は大幅にダウンします。

じつはこの加齢による胸腺の萎縮《いしゅく》が、高齢者のガン発症リスクを高めていたのです。

免疫力を高める「運動」「食事」「睡眠」のコツ

私たちの体の免疫システムは、さまざまな機能が互いに関係しあい、影響しあうことで成り立っています。たった一つ、これさえしていれば健康でいられるというものなどありません。

たとえば、先ほど運動とSODの話をしましたが、たしかに運動にはSODを増やし免疫力を高める効果がありますが、運動さえしていれば健康でいられるのかというと、そんなことはありません。睡眠不足や不規則な食生活、飲酒や喫煙といった体に悪い生活習慣を改めなければ、その効果は期待するほどのものにはなりません。

そして、いくら体にいいことであっても、やりすぎればその効果を失うこともすでに述べたとおりです。

健康はさまざまなバランスの上に成り立っているのです。

では、具体的にどうすればバランスを整えることができるのでしょう。

免疫力を高めるためにすべき行動は三つあります。

「適度な運動」、「体にいい食事」、そして「質のいい睡眠」です。

私はこの三つの行動のつくりだす関係を「フィジカル・トライアングル」と呼んでいます。フィジカル・トライアングルのバランスが整えば、免疫システムは理想的な状態で機能し、トライアングルの中のどれか一つでも欠けたり突出したりすれば、免疫システムに乱れが生じて免疫力は低下します。

つまり、「適度な運動」「体にいい食事」「質のいい睡眠」、これら三つをすべてバランスよく実行していくことが免疫力を高める最善の方法なのです。

【適度な運動がもたらす三つの健康効果】

適度な運動とは、どのようなことをどれぐらいすればいいのかは後ほど詳しく述べますが、基本は「体幹」と総称されるインナーマッスルを鍛えることです。

インナーマッスルを鍛える目的は大きく三つあります。

一つは最大の熱産生器官である筋肉の量を増やして、体温を恒常的にアップさせることです。**大きな筋肉であるインナーマッスルを鍛えると、基礎代謝が上がるので体温が上がるとともに、肥満になりにくくなります。**

男性も女性も更年期になるとどうしても性ホルモンの分泌量が低下し、メタボリックシンドロームのリスクが増大します。メタボリックシンドロームの一因である内臓脂肪は、フリーラジカルを大量に発生させるので、老化やガン発症のリスクを軽減させる意味でも、インナーマッスルを鍛えることにはとても大きな意味があります。

インナーマッスルを鍛えるもう一つの目的は、姿勢を正しい位置に保つことです。私たちの体は正しい姿勢のときに、血行やリンパなど循環系がもっともスムーズに流れるようにできています。栄養を全身に行き渡らせるのも、老廃物を排泄《はいせつ》するのも、免疫細胞を必要なときに必要な場所に運ぶのも循環系の働きです。

ですから、インナーマッスルを鍛え、姿勢を正しい位置にキープすることは、デトックス効果を高め、免疫力を高めることにつながるのです。

そして三つ目の目的は、アンチエイジングホルモンの一つ「成長ホルモン」の分泌を促すことです。

成長ホルモンはその名のとおり成長期に多く分泌され、骨や筋肉の成長を促すホルモンです。

成長ホルモンの分泌のピークは二十歳、その後は加齢とともに少しずつ低下していきます。それ自体は自然の摂理なので、いくら適度な運動をしてもその低下を完全に食い止めることはできません。それでも、大幅に遅らせることはできます。

成長ホルモンが筋肉や骨の成長を促すということは、ダイエット効果を高めるとともに、より効果的に基礎代謝を上げることにつながります。

でも、その働きはそれだけにとどまりません。

成長ホルモンには血糖値を安定させる作用があるので、インナーマッスルを鍛えることは、運動による糖尿病予防効果をさらに高めることになるのです。

ほかにも最新の研究によって、成長ホルモンが増えることによって脳の神経細胞の中でも記憶能力に関わる「海馬」の細胞が増えることがわかってきています。つまり、適度な運動を心がけることで、糖尿病を予防するとともに、加齢によって衰えがちな記憶力をアップさせることができるのです。

【体にいい食事がもたらす三つの健康効果】

私たちは食べなければ生きられません。それは、すでに述べたとおりエネルギーをつくる原料として食事に含まれる栄養素が必要だからです。

でも、私たちの体が食べ物に求めているのは、たんなる栄養素だけではありません。じつは私たちの体というのは、本当に体にとっていい食事をすることで、「免疫力」と「抗酸化酵素能力」と「抗ストレス力」という三つの能力をアップさせることができるのです。

どんな食材がこうした力を秘めているのかは、後ほど詳述します。ここでは食事にそれほど大きな力が秘められているのだということを、心に刻んでください。

じつは、食事にはもう一つ、とても大きな、そして驚くべきパワーが隠されていたことがつい最近の研究で明らかになりました。

そのパワーとは、体の中で眠っている「長寿遺伝子」を発現させるというものです。

「長寿遺伝子」というのは、誰《だれ》もがもっているものなのですが、これまでは一部にその存在が知られていただけで、その力をいかにして引き出すか、方法は明らかになっていませんでした。

それが、ある方法で食事をすることが、長寿遺伝子のスイッチをオンにする方法であることが発見されたのです。

では、その「ある食べ方」とはどのような食事方法なのでしょう。

それは、「栄養バランスを保ったまま、摂取カロリーを必要量の七〇％に抑える」という、ある意味とてもシンプルで、誰でもやろうと思えば実践できる方法です。

日本には「腹八分に医者いらず」という諺《ことわざ》がありますが、奇《く》しくもこの新発見が、その諺の正しさを立証する形になりました。

このようにカロリーを制限した食事法をアメリカでは「カロリーリストリクション」といいます。

食事についての章（第四章）では、先の三つの力を秘めた食材とともに、このカロリーリストリクションについても詳しくお話しします。

【質のいい睡眠がもたらす三つの健康効果】

私たちは、人生の四分の一から三分の一の時間を眠りに費やしています。

忙しい人の中には、それほどの時間を眠りに費やすのはもったいないと、睡眠時間を削ってしまう人もいますが、私はけっして睡眠時間をもったいないとは思いません。なぜなら、睡眠にはそれだけの時間を費やす価値があることを知っているからです。

皆さんは、質のいい睡眠の本当の価値を知っていますか？

睡眠は、ただとればそれでいいというものではありません。

眠る時間帯、睡眠時間、眠る環境などで睡眠の「質」は大きく変わります。そして、睡眠の質は人生の質をも左右する力をもっています。

それは、いい睡眠には三つの健康効果があるからです。

もっとも一般的な健康効果は、自律神経のバランスを整える効果です。

私たちの体は、活発に体を動かすときは交感神経支配、睡眠中やリラックスしているときは副交感神経支配というように、二つの自律神経が交互に体を支配することによってバランスをとっています。この自律神経の切り替えには一定のリズムがあるのですが、そのリズムが、質のいい睡眠のリズムとちょうど一致するのです。

二つ目の健康効果が、身体的ストレスからの解放です。

脳は、起きている間はずっと働きつづけていますし、体は立っていても座っていても、つねに重力に逆らっています。睡眠は、楽な体勢で体を横たえ、その機能を最低限度に抑えることで、さまざまな身体的ストレスから脳と体を解放しているのです。

そして、もう一つの健康効果は、じつはこれが最大のものなのですが、免疫機能のアップです。

質のいい睡眠が免疫力を高めるのは、メラトニンというホルモンの分泌を促すからです。

メラトニンは睡眠の質を高めるホルモンとして知られていますが、ほかにも脳の老化を防いだり、男性なら精子の質の劣化を防いだりするなどの作用をもっています。

そうした作用の一つに、胸腺を刺激し、免疫細胞である「T細胞」を成熟させる働きも含まれます。

T細胞は、すでに述べたように、免疫細胞の中でも主力を担うものです。T細胞の量と成熟度がその人の免疫力の高さを決めるといっても過言ではありません。その大切なT細胞の量と質を左右しているのが睡眠の質なのです。

これは、見方を変えれば、メラトニンが出るような質のいい睡眠をとらないと、T細胞が成熟できず、免疫力を低下させてしまうということです。

このように、「運動」も「食事」も「睡眠」も、それぞれに違う方法で免疫力アップに貢献する力を秘めています。

一つずつ見ていくと、それぞれが独自に機能しているように見えますが、そうではありません。

たとえば、いくら睡眠の質がよくて成熟したT細胞がたくさん胸腺でつくられたとしても、その人のインナーマッスルが鍛えられていないために姿勢が悪ければ、せっかくのT細胞を全身にくまなく行き渡らせることはできません。

きちんとインナーマッスルが鍛えられていて初めて、T細胞の力を最大限に引き出せるようになるのです。

フィジカル・トライアングルは、私たちの体を守る免疫システムが、一見すると別々の目的をもって働いているかに見える臓器やホルモン、神経などがすべて協調しあうことで、その力を何倍にも高めていることを教えてくれているのです。

第3章

この運動で体温は自然と上がる

年をとると、なぜ腰が曲がるのか？

人の見た目年齢をもっとも大きく左右するのは「姿勢」です。どんなに若々しいファッションをしていても、お肌の手入れを怠らなくても、腰が曲がっていたらそれだけで老けて見えてしまいます。

姿勢が年齢を象徴することは、「老」という漢字が、腰が曲がり、顎《あご》を突き出した老人特有の姿勢をかたどったものだということからもわかります。

でも、年をとると、なぜ腰が曲がり、顎が突き出た姿勢になってしまうのでしょう。加齢による姿勢の変化は骨格の変化が原因ではありません。その証拠に、腰が九〇度に曲がったようなおばあさんでも、夜布団で寝るときは腰が真っ直《す》ぐに伸びます。これは、姿勢を決めているのは、骨格ではなく筋肉の状態だということを意味しています。

腰が曲がった人は、姿勢を無理に正そうとすると、「痛み」を感じます。この痛みは、正しい位置まで筋肉が伸びづらくなっていることを意味します。つまり、筋肉が萎縮《いしゅく》してしまっているのです。

筋肉が萎縮する原因は、ひと言でいえば運動不足です。きちんと使っていれば筋肉は萎縮しません。

でも、ここに一つ問題があります。いま、筋肉が萎縮する原因は運動不足だといいましたが、それは一般的にいわれる運動不足とは少し違うからです。そのため、スポーツを日常的に行っていて、自分は充分に運動をしていると思っている人の中にも、筋肉が萎縮してしまっている人たちはたくさんいます。

そこで、自分の筋肉が萎縮しているかどうか、簡単にチェックできる方法をご紹介しましょう。ぜひ皆さんも確かめてみてください。

用意するものは背もたれのない丸イスを一つ。これを壁の前に置き、背中を壁につけるようにして座ります。背筋はできるだけ真っ直ぐ伸ばします。

この状態で最初のチェックを行います。

チェック①　両肩が壁から浮き上がっていないか？

チェック②　腰と壁の間に拳《こぶし》が入るような隙間《すきま》ができていないか？

どうでしたか？　もし壁と体の間に大きな隙間ができているようなら、筋肉の萎縮が始まっているおそれがあります（背骨の自然な湾曲によって、腰の位置に指一本程度の空間ができるのは問題ありません）。

では、次のチェックをする前に、前のチェックで隙間があった人はできるだけその隙間をなくすように、姿勢を正してください。

それができたら次のチェックです。

チェック③　片方の腕を真っ直ぐ前に伸ばし、そのまま耳に腕がつくように上げていきます。

このとき、肩や腰が壁から離れたり、首を腕のほうに傾けたりしないように注意します。

さて、皆さんはちゃんと腕が耳につきましたか？

できなくて驚かれた方も多いのではないでしょうか。じつはこの動き、壁がない状態で行うと、誰《だれ》でも簡単にできるのです。

その簡単な動きができないのは、壁を使って姿勢を固定しているからです。

こうした固定ができなかった人は窮屈に感じたと思いますが、じつはこれこそが「正しい姿勢」なのです。

そして、正しい姿勢で腕がきちんと上まで上がらないということは、上半身の筋肉が萎縮し、胸郭は狭まり、背中が丸まってきていることを意味しているのです。

正しい姿勢だとできないこの動作が、壁のないところでやると簡単にできるのは、「代償運動」のおかげです。

代償運動とは、ある動きができないときに、それを補うためになされる動作のことで、英語では「トリック・モーション」といいます。トリックとは「ごまかし」や「騙《だま》し」という意味です。

たとえば、重たい荷物をもたなければならないとき、腕の筋肉だけで持ち上がらないと、私たちは無意識のうちに体を斜めにして背中や腰の筋肉を使って持ち上げます。

この無意識で他の部位を使って目的を達成しようとする動作が、代償運動です。

先ほどのチェックでも、正しい姿勢で腕が上がらなくなっている人は、壁という姿勢を固定するものがない状態では、腰を反らせるという代償運動を無意識に行って、耳の位置まで腕を上げます。本人には腰を反らせている意識はないので、ごく自然な動作だと思っていますが、正しい姿勢でできない動きはすべて「代償運動」です。

代償運動には、動作の幅を広げるというメリットもありますが、それはあくまでも体にとっては「トリック（ごまかし）」です。

そのため、トレーニングをするときに代償運動をしてしまうと、鍛えたい筋肉に正しい負荷がかからなくなり、そのトレーニング効果は半減してしまいます。

ですからトレーニングをする前に、まず自分の「正しい姿勢」を知ってください。

座ったときの正しい姿勢については先ほど述べたので、正しい立ち姿勢もご紹介しておきましょう。

正しい立ち姿勢も壁を使うと比較的簡単にわかります。

壁に背中をつけて、できるだけ真っ直ぐ立ってください。

次に、座位と同じ要領で、肩と腰が壁から離れていないかチェックします。

壁から浮き上がっていた人は、できるだけ壁に密着させてください。このとき、肩は胸郭（胸）を開くように、腰は前倒し気味になっている骨盤を真っ直ぐに立てるように意識するとうまくいきます。

最初は違和感があるかもしれませんが、それが体にとって「正しい姿勢」です。何度も試して、体に「正しい姿勢」をきちんと覚えさせていただきたいと思います。正しい姿勢を身につけること、それが運動の第一歩です。

女性に腰痛持ちが多いのは「ハイヒールを履いている」から

正しい姿勢を理解するとともに、運動を始める前に知っておいてほしいことがもう一つあります。それは関節の可動域についてです。

皆さんは、関節はすべて動けば動くほどいい、と思っていませんか？

もしそうだとしたら危険です。

なぜなら私たちの体の関節には、できるだけ可動域を広げたほうがいい場所と、動きをできるだけ安定させたほうがいい場所があるからです。

では、どの関節の可動域を広げ、どの関節を安定させればいいのでしょう。

おもしろいことに私たちの体の関節は、背骨に沿って上から順に見ていくと、頸椎《けいつい》

（首）は「安定」、胸椎は「可動」、腰椎は「安定」、股関節《こかんせつ》は「可動」、膝《ひざ》は「安定」、足首は「可動」という具合に、「可動」と「安定」が交互に並んでいます。

こうした並びの中で、とくに重要なのが中心の三つの関節、「胸椎」と「腰椎」と「股関節」です。

胸椎と股関節の可動域はできるだけ広げ、「腰椎」の動きはできるだけ安定させる、これができるようになると、スポーツ時のけがを劇的に減らすことができます。

スポーツで体を痛める原因としてもっとも多いのは、可動すべき場所が動かないか、動いてはいけないところが動いてしまうことです。

可動すべき関節が筋肉の萎縮によって動かなくなっていると、体を動かしたときに安定すべき関節に代償運動が生じます。

胸椎の可動域が狭くなっても、股関節の可動域が狭くなっても、それを補うために腰椎は代償運動を余儀なくされます。そして、その代償運動は、たいていの場合「腰椎の過伸展」、つまり腰の反り返りという形で現れます。

たとえば、先ほどのチェックで腕が上がらなかった人は、かなりの確率で「肩こり」と「腰痛」に悩まされているはずです。

なぜそんなことがいえるのかというと、筋肉の萎縮によって血行不良が起きるとともに、関節の可動域が狭くなったのを補うために、本来なら安定していなければならない腰の関節が代償運動を強いられ、過伸展が起きていると考えられるからです。

腰の過伸展は、必ずといっていいほど腰痛を伴います。関節に無理な負荷がかかったそんな状態で運動をすればどうなるか。けがが増えるのは当然の結果です。

ゴルフのスイングで腰を痛める人はたくさんいますが、これも胸椎の回転不足を補うために、本来なら安定していなければならない腰椎が動いてしまうことが原因です。プロのフォームと腰を痛めるような素人のスイングを見比べると一目瞭然《いちもくりようぜん》ですが、プロは腰椎がほとんど動いていません。そのかわり、胸椎がきちんと回転しています。

では、どうしたら過伸展が起きるのを防ぐことができるのでしょう。

答えは、可動すべき関節の可動域をきっちりと広げておくことです。

動くべきところがきちんと動けば、安定すべき関節に無理を強いることもなくなります。

力士は「股割《またわり》」といって股関節の可動域を極限まで広げるトレーニングを必ずしますが、その最大の目的はけがを防止することです。力士の体は一般の人よりも大きく重いので、関節にかかる負荷も普通の人の何倍にもなります。そうした負荷が安定すべき関節にかかってしまったら大けがにつながります。股割はそのようなけがを防ぐために、綿々と受け継がれてきた相撲の伝統的トレーニング法なのです。

実際、相撲にかぎらず、けがの少ないスポーツ選手は皆、胸椎や股関節の可動域を広げるトレーニングを熱心に行っています。

その代表は、何といっても野球のイチロー選手でしょう。

イチロー選手は、練習時間や試合の前後はもちろん、試合の最中でも、暇さえあれば肩入れといわれるトレーニングを行っています。あのたゆまぬ努力が、大リーグという過酷な環境で彼の体をけがから守っているのです。

現在、日本人の多くが腰痛に悩まされていますが、その原因のほとんどは胸椎か股関節の筋肉の萎縮が原因だといっても過言ではありません。

女性に腰痛持ちが多いのは、ハイヒールを履くことが多いからだと考えられます。

しかし、腰痛の治療法の主流はマッサージや湿布、あるいはブロック注射など、痛みを取り除く対症療法ばかりです。これでは一時的に痛みが緩和されても、痛みをつくりだしている原因を取り除くことにはならないので、すぐにまた腰痛に悩まされることになります。

腰痛を根本から治療するためには、姿勢の矯正とともに、すでに長年の習慣で「くせ」になってしまっている関節の動きを修正していくことが必要なのです。

トイレが和式から洋式に変わって失われたこと

日本人の腰痛が戦後急激に増えた裏側には、日本人の生活スタイルの変化が大きく関《かか》わっていると私は思っています。

いろいろな変化がありますが、中でも大きな影響を与えたのは、着物を着なくなったことと、洋式トイレの普及です。

洋服はウエストを締めて衣類を安定させますが、着物はいくらウエストを締めても安定しません。着物は「腰ひも」を使い骨盤の位置で締めることで初めて安定します。じつはこの「腰の位置で締める」というのが、腰椎を安定させていたのです。

さらに着物は猫背だと襟が抜けないので姿が美しくないうえ、襟合わせが崩れやすくなります。そのため必然的に胸を張ることになります。胸を張るということは胸郭を開くことなので胸椎の可動域もキープされます。
つまり、かつての日本人は、日常的に着物を着ることで胸椎の可動域を広げ、腰椎を安定させることができていたのです。

では、和式トイレにはどのようなメリットがあったのでしょう。

和式トイレと洋式トイレの違いは、しゃがんで用を足すか、腰かけて用を足すかです。かつての日本人は、一日に何度も、用を足すたびにしゃがんでいました。じつはこれが股関節の可動域を広げるトレーニングになっていたのです。

実際、幼いころから洋式トイレを使っている最近の子どもたちの中には、しゃがむことができない子がたくさんいます。

しゃがめないくらい、生活に支障がないのだからいいではないかと思うかもしれませんが、そのツケは人生の後半に深刻な問題となって表れます。

すでに問題として表れはじめているのが、若い女性の難産の増加です。

自然な経膣分娩《けいちつぶんべん》をするためには、最低でも二つのものが必要です。それは股関節の充分な可動域と、子どもを押し出すために必要な骨盤底筋群の筋力です。しかし、和式トイレを使う習慣がなくなった若い女性の多くは、股関節の可動域も狭く、骨盤底筋群の筋力も弱いため難産になってしまっているのです。

この状態を憂えた名古屋のある病院で、妊婦に蹲踞《そんきょ》の姿勢をとるトレーニングをさせたところ、トレーニングを行った妊婦の九〇％以上が自然分娩で出産することができたといいます。

蹲踞というのは、背筋を伸ばした状態でしゃがむ、武道の試合前などによく見られる座り方です。力士が懸賞金を受け取るときにしゃがんで手刀を切りますが、このときのポーズが蹲踞です。

この座法はたんにしゃがむより、効率的に腹部のインナーマッスルを鍛えることができるので、お産時の負担を軽くする効果がとても大きいとされています。

お産に関係のない人でも、股関節の可動域を広げるとともに筋肉を鍛えておくことは大切です。なぜなら、年をとって歩くことが不自由になるケースのほとんどが、股関節に関わるトラブルが原因だからです。

トイレでしゃがむことが少なくなったいま、私たちは意識的に股関節をトレーニングしなければなりません。

でも、忙しい人はなかなかそのためにわざわざ時間を割くのはむずかしいかもしれません。**そこで私がお勧めしているのは、お風呂場からイスを撤去することです。毎日のお風呂でイスを使わず、蹲踞のポーズで体を洗うのです。**これならわざわざトレーニングの時間をつくらなくても、日々の入浴タイムに股関節のトレーニングができます。

ぜひ、皆さんも試してみてください。

意識してかく汗と無意識にかく汗、その大きな違いとは?

筋肉は使わないでいると血行が悪くなり、血行が悪くなると萎縮していきます。

そして、筋肉が萎縮すると体はどんどん内側に丸まるように縮まっていきます。これを「内旋」といいます。年をとるとともに猫背になるのも腰が曲がってしまうのも、歩幅が狭くなっていくのもすべて、筋肉の萎縮によって内旋が起きるためなのです。

でも、筋肉が萎縮するとなぜ内旋してしまうのでしょう。

筋肉が萎縮したとき内旋していくのは、背中や胸の筋肉のつき方が関係しています。

たとえば、広背筋という背中の筋肉は、肩甲骨の下から上腕の上のほうまで伸びていますが、上腕骨のどの部分についているのかというと、前側についているのです。筋肉が萎縮したときに内旋するのは、この「前側についている」ということが原因なのです。広背筋は、背中からぐるっとわきの下を通り腕の前面につながっているため、萎縮すると上腕前側の筋肉の付け根が内側に引っ張られることになり、体を内旋させます。

年をとると、どうしても筋肉は萎縮していきます。そのため加齢とともに体が内旋してしまうのは、ある程度はしかたのないことです。

しかし、きちんとしたトレーニングを積むことで、筋肉の萎縮・内旋を最小限度にとどめることはできます。そして、そうしたトレーニングを積むことが、体の機能をよりよい状態で維持することにもつながります。

放《ほう》っておくと内旋していく体を正しい位置に維持するためには、意識的に内旋とは逆の「外旋」方向に筋肉を動かすトレーニングをすることが必要です。

このトレーニングとしてもっとも有効なのが、胸郭と股関節を開くストレッチです。

本書では、そのストレッチを含む三つのトレーニングをご紹介します。

一つは「スロトレ（スロートレーニング）」。

スロトレは前著でもご紹介しましたが、筋肉を鍛えることによってアンチエイジングホルモンの一つである成長ホルモンの分泌を促し、体温を恒常的にアップさせることを目的としたトレーニングです。

二つ目は「ドローイン」。

ドローインは体幹を構成する四つのインナーマッスルを効果的に鍛えるトレーニング法です。インナーマッスルが鍛えられると、体温をアップさせることはもちろん、体が安定するので、正しい姿勢を無理なく維持することができるようになります。

そして三つ目が「ストレッチ」です。

ストレッチは運動量としては大きなものではありませんが、関節の可動域を広げるので、先の二つの運動「スロトレ」と「ドローイン」のトレーニング効果を最大限に引き出すのに役立ちます。

またストレッチは、筋肉をほぐし、血液とリンパ液の流れをよくするので、エネルギー効率や、運動によるデトックス効果をも高めてくれます。血行がよくなるので、もちろん体温アップ効果もあります。

運動は動きが同じでも、どこの筋肉を意識するかで、効果は変わってきます。たとえば、同じ腕立て伏せでも、上腕筋を意識すれば上腕を、背中の筋肉を意識すれば背中を、胸の筋肉を意識すれば胸を鍛えることができます。

同様に、いま自分は何のためにこのトレーニングをしているのかを意識して行うことで、トレーニング効果はより明確に表れやすくなります。

同じ汗をかくのでも、無意識にかく汗と意識してかく汗とでは、デトックス効果に大きな差が表れます。無意識にかく汗は、表層にある汗腺《かんせん》から出る汗であるのに対して、意識してかく汗は、深層にある脂腺から出ています。

ですから、皆さんも、せっかく運動をするときは漠然と体を動かすのではなく、目的意識をもつとともに、鍛えたい場所を明確に意識して行うようにしてください。

腹式呼吸は「鼻から吐いて鼻で吸う」がベスト

もっとも基本的な運動、それは呼吸です。

呼吸は私たちが生きているかぎり、いっときも休むことなく続けている運動です。

しかし、私たちはふだん呼吸を「運動」として意識することはほとんどありません。意識さえしないからこそ寝ている間も呼吸しつづけることができるのです。

そうした意識することなく行っている呼吸は、「胸式呼吸」といって、肋骨《ろっこつ》を広げることで肺に空気を取り込む呼吸法です。

このほかにもう一つ、「腹式呼吸」といって、横隔膜を上下させることで肺に空気を取り込む呼吸法も人類は古くから行ってきました。ヨガの呼吸法や釈迦《しゃか》が瞑想《めいそう》するときに用いたのが、この横隔膜を動かす「腹式呼吸法」です。

腹式呼吸は胸式呼吸と違って、無意識で行うことはできません。それどころか、意識的に行っても、すぐにできるようにはなりません。きちんとできるようになるためには練習が必要な呼吸法なのです。

呼吸するのに練習が必要だなんて、そこまでする必要があるのかと思われるかもしれませんが、腹式呼吸には胸式呼吸にはないすごいパワーが秘められています。その力には、時間をかけて練習する価値が充分にあります。

なぜなら、腹式呼吸がもつ力とは、交感神経優位に傾いた自律神経を、副交感神経優位に切り替える力だからです。副交感神経が優位になると心身がリラックスし、免疫力もアップします。

私たちが日々無意識で行っている胸式呼吸は、自律神経のバランスでいうと、やや交感神経優位の運動です。**ところが同じ呼吸でも「腹式」は自律神経のバランスを、大きく副交感神経優位に変えることができるのです。**

運動は基本的に自律神経のバランスを交感神経優位にします。ところが腹式呼吸は副交感神経を刺激することができるのです。

では、腹式呼吸が自律神経を副交感神経優位に導くのはなぜなのでしょう。

そこには「呼気」のしかたが大きく関わっています。

呼吸は、息を吸う「吸気」と息を吐く「呼気」からなります。吸気は胸式でも腹式でもやや交感神経優位になるのですが、腹式の「呼気」は副交感神経優位になることがわかっています。

でも、ただ腹式で息を吐けばいいのかというと、そうではありません。副交感神経を刺激する呼気のポイントは鼻で行うことです。

口呼吸は空気とともに吸い込んだ細菌が口粘膜についてしまうので免疫力を低下させることがわかっていますが、同時に交感神経を刺激するので、交感神経の過緊張を招きやすく、二重の意味で免疫力を低下させてしまいます。

これに対し、鼻呼吸は細菌の侵入を防ぐとともに、副交感神経を刺激するので、結果的に免疫力アップにつながるのです。

でも、こうした医学的根拠がわかるずっと前から腹式呼吸では呼気が重視されてきました。そのため、やり方もまずは息を吐き切ること、つまり呼気から始めます。

【腹式呼吸のやり方】

①まず、お腹《なか》の中身をすべて押し出すような気持ちで、お腹をゆっくりと引っ込めながら息をできるかぎり長く吐きます。

②すべて吐き切ったら、お腹の力を「フッ」と緩めます。

すると、意識的に吸い込まなくても、自然と空気が入ってきます。

息をしっかり吐き切る、吐き切ったらお腹を緩めて空気を取り込む。

この繰り返しが腹式呼吸です。

言葉にすると簡単そうですが、この呼吸法をマスターするためにはかなりの練習が

【四つん這いの姿勢で行う腹式呼吸】

①お腹をゆっくりと引っ込めながら息を長く吐く
②お腹の力を「フッ」と緩める
③内臓が下に落ちると同時に、空気が自然に入ってくる感覚を味わう

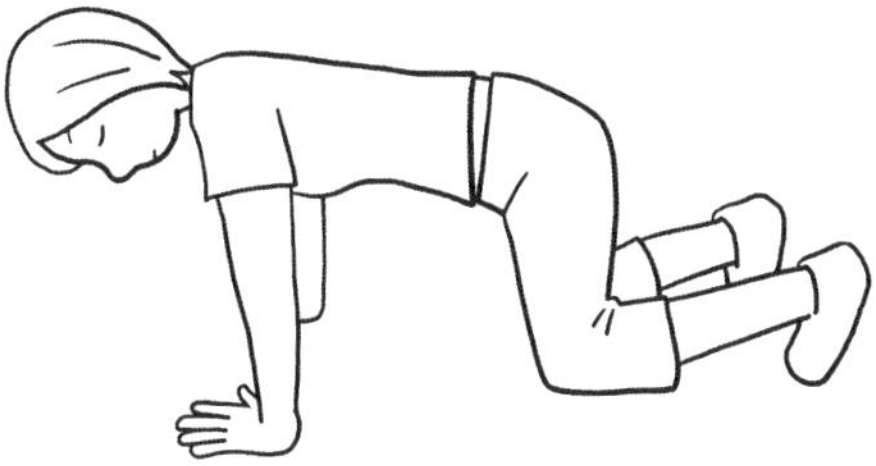

必要です。**腹式呼吸は横隔膜の筋トレであるともいえるでしょう。**私はアメリカできちんとしたコーチにマンツーマンでついてもらって腹式呼吸を習得しましたが、それでも完璧《かんぺき》にできるようになるまで一か月近くかかりました。

実際、ジムなどで見ていると、腹式呼吸といいながら、胸が動いてしまっている人たちをたくさん見かけます。呼吸する際に少しでも胸（胸郭）が動いてしまったら、それはもう腹式呼吸ではありません。

ですからこの呼吸法を体得するまでは、きちんと横隔膜の上下だけで呼吸ができているか、鏡などを使って自分の胸の動きを確認しながら練習することをお勧めします。

横隔膜も、最初のうちは思ったほど上下に動かせないのが普通です。私も最初のうちは、吐くときにお腹を思いっ切り引っ込めているつもりなのに、なかなかへこまなかったり、フッと緩めても空気が一気に入ってくるのがよくわかりませんでした。

そんなときに教えてもらったのが、腹式呼吸を四つん這《ば》いの体勢で行うという練習方法でした。

四つん這いになると、腹部に下方向の重力がかかるため、お腹を引っ込めたときの変化や、フッと緩めたときに内臓がストンと下に落ち、それと同時に空気が入ってくるのがわかりやすくなります。

腹式呼吸が体得できると、いつでもどこでも、自律神経のバランスの乱れを自分の意志でコントロールできるようになります。

また、物理的にお腹を動かすことと、胃腸を司る副交感神経を刺激することから、この呼吸法は便秘を劇的に改善します。じつは、私はもともと結構な便秘症だったのですが、腹式呼吸法を体得してから、便秘で悩むことはまったくなくなりました。

さらに、ここからは上級者編ですが、腹式呼吸はトレーニングと組み合わせると、そのトレーニングの効果をアップさせるという力も秘めています。

本書で紹介するスロトレもドローインも、ストレッチも、ふだんの呼吸のまま行っても充分効果があるのですが、腹式呼吸で行うとその効果はさらに大きなものとなります。

でも、きちんと腹式呼吸ができないうちにこれらのトレーニングと合わせてしまうと、どちらも不完全なものになってクオリティを低下させてしまうことになりかねないので、まずはしっかりと腹式呼吸を身につけることから始めてください。

トレーニングと組み合わせるのはそれからでも遅くありません。

筋肉痛はなぜ、年をとると遅れてやってくるのか？

安全に、かつ効率よく成長ホルモンの分泌を促すトレーニング法として私がお勧めしているのが「スロトレ」です。

スロトレは、その名のとおり、非常にゆっくりとしたスピードで行う筋肉トレーニングで、東京大学の石井直方教授が提唱された方法です。

ゆっくりと時間をかけて行うことで、負荷が大きいと錯覚した筋肉は、乳酸がたまったときと同じように、脳に「成長ホルモンをたくさん出してください」と連絡します。その結果、成長ホルモンの分泌量が増え、筋肉を効率よく鍛えられるというわけです。

この方法は血流を阻害しないので、一人でも安全に行うことができます。

前著『体温を上げると健康になる』でご紹介したスロトレは、一つの動作を一分ぐらいかけて行うというものでした。たとえば、スクワットなら三十秒かけてゆっくりと腰を落とし、また三十秒かけてゆっくりともとの位置に戻していくというものです。しかし、読者の方から「あまりにもきつい」「何回もできない」という声が数多く寄せられました。

そこで本書では、ほどほどの負荷でありながら、効率よく成長ホルモンの分泌を促すスロトレの方法をご紹介することにしました。

【スロトレのやり方】

①スローヒップアップ

仰向《あおむ》けに寝た状態で腕を両側に軽く開き、すねが床とほぼ垂直になるように膝を立

【スローヒップアップ】

①仰向けに寝て、膝を立てる
②かかとで床を押しながら、ゆっくりとおしりを上げる
③すねが床と垂直になる位置でキープ
④ゆっくりとおしりを下げる

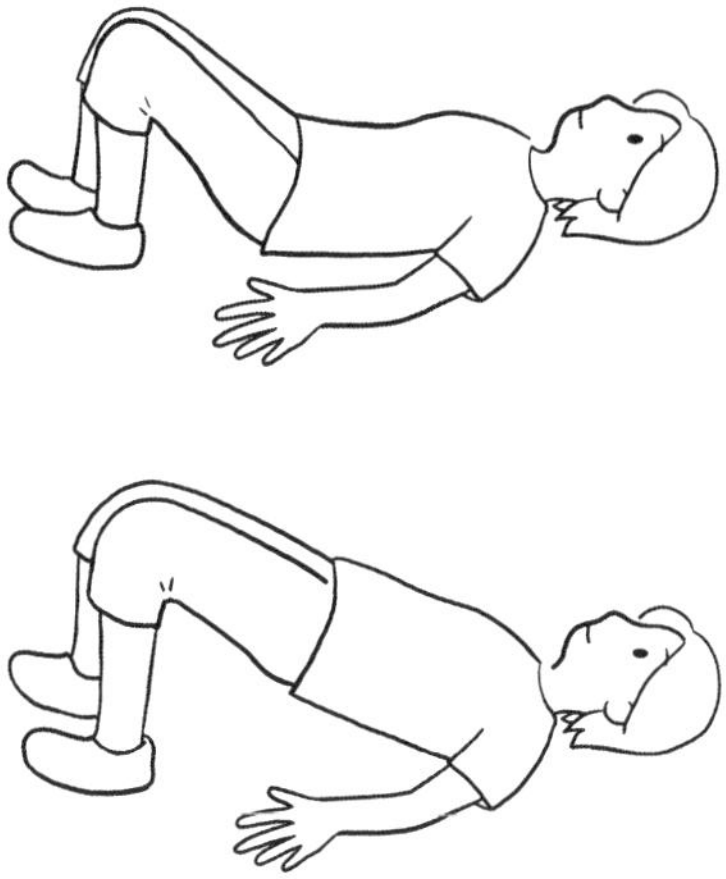

てます。
かかとでふんばるようにしながら、五秒かけてゆっくりとおしりを上げていきます。すねが完全に床と垂直になったら、その位置で一秒キープ。
五秒かけてまたゆっくりとおしりを下げていきます。

②スロープッシュアップ

これは、ゆっくり行う腕立て伏せです。両腕は肩幅より少し広めに開いて床につき、背筋を真っ直ぐ伸ばします。

その状態から五秒かけてゆっくりと肘《ひじ》を曲げ、胸を床に近づけていきます。

腰が反らないように気をつけましょう。

【スロープッシュアップ】

①両腕を肩幅よりも少し広めに開いて、足首を交差させた状態で膝をつく

②腰が反らないように、ゆっくりと胸を床に近づけていく

③肘が90度になった位置でキープ

④ゆっくりと胸を床から離していく

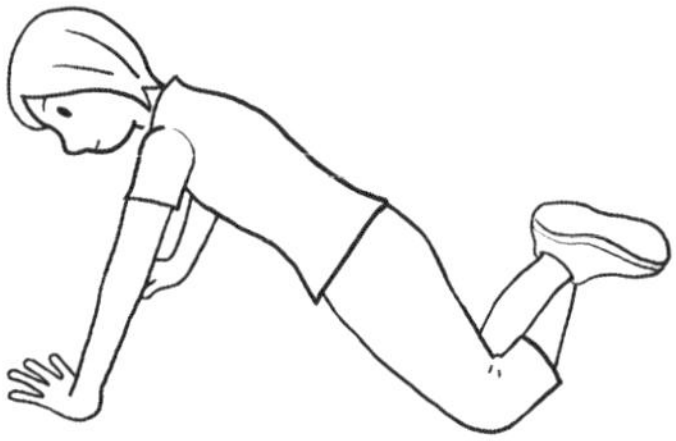

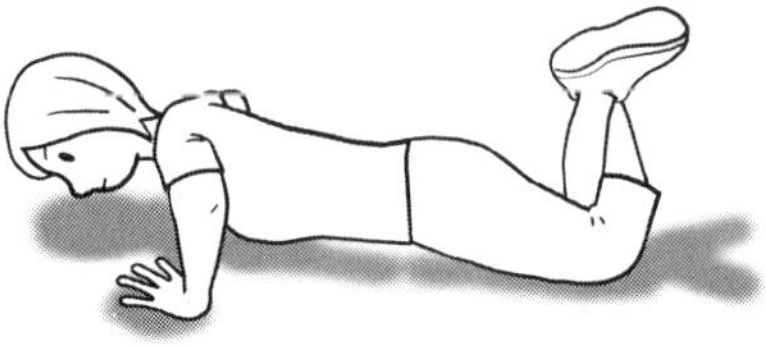

肘が九〇度になったらその位置で一秒キープ。

五秒かけて胸をまたゆっくりと床から離していきます。

もしも、プッシュアップがきついようなら、最初は膝をついて行ってください。

③スロースクワット

足は肩幅に開き、腕は肩の高さで交差させます。

正しい姿勢で背筋を伸ばしたら、おしりを後ろに突き出しながら、五秒かけてゆっくりと上半身を下げます。

太ももが床と平行になったらその位置で一秒キープ。

【スロースクワット】

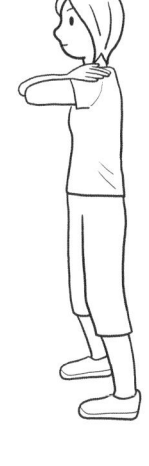

①足を肩幅に開いて立ち、腕を交差させる
②後ろにあるイスに腰かけるようなイメージで、上半身をゆっくりと下げる
③膝が爪先よりも前に出ないように気をつける
④太ももが床と平行の状態をキープしたら、ゆっくりと立ち上がる

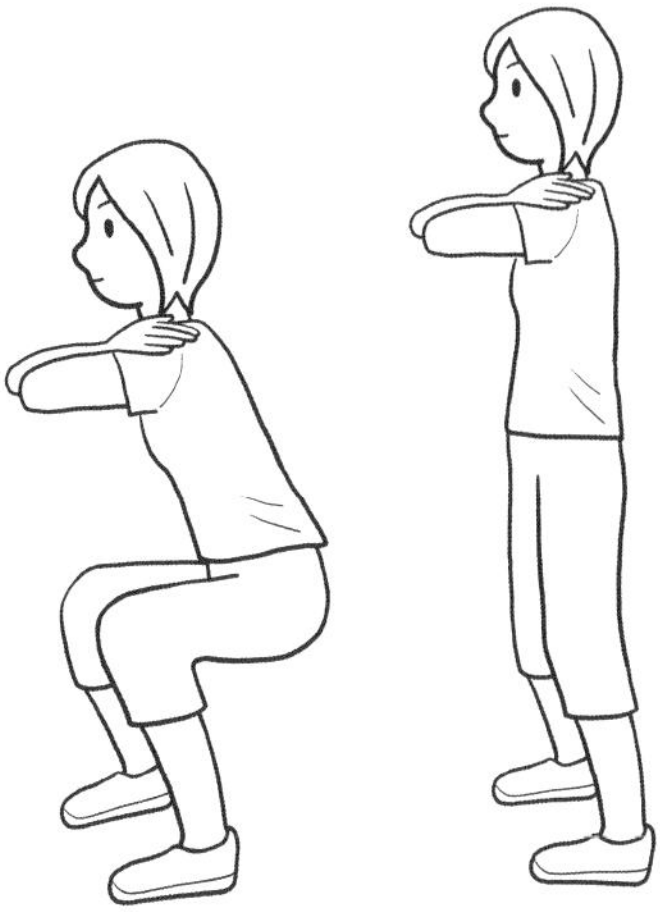

このとき、膝が爪先《つまさき》のラインよりも前に出たり、内股《うちまた》になったりしないように気をつけましょう。また、腰が丸まらないようにしましょう。

胸を張ったまま、五秒かけてゆっくりと立ち上がります。

ヒップアップ、プッシュアップ、スクワットの各ワークの回数はそれぞれ一〇回ずつ。ただし、このとき注意してほしいことが二つあります。

一つは、一種類のワークを一〇回繰り返している間は、関節を伸ばし切らないということです。

関節を伸ばし切らないでゆっくりと行う

トレーニング法を「ノンロックスロー」といいますが、こうすることによって、負荷がより大きなものだと筋肉に錯覚させることができるので、スロトレの効果をより高めることができます。

二つ目は、ワークとワークの間に三十秒間のインターバルを設けることです。運動直後に成長ホルモンの分泌量が増えるので、このインターバルは必ず設けてください。

スロトレは、この三ワーク各一〇回を三日に一度ほど行うのがベストです。

筋トレを毎日行う人もいますが、効率よく鍛えるためには、かえって逆効果です。

なぜなら筋トレは、壊れた筋組織がより強い組織として修復される性質を利用したトレーニング法だからです。つまり、トレーニングで負荷をかけ、わざとダメージを与えることで、より強い筋肉をつくる、これが筋肉を鍛えるということなのです。

激しい運動をしたとき、私たちは筋肉痛を感じます。筋肉痛を、筋肉が破壊されたことによる痛みだと思っている人が多いのですが、じつは筋肉痛は、筋肉が再生する際の痛みなのです。

年をとると筋肉痛が現れるのが遅くなります。若いときは翌日にあった筋肉痛が、二日後、人によっては三日後に現れます。**筋肉痛が出るのが遅いということは、それ**

だけ筋組織の修復スピードが遅くなっているということです。だから、年をとると筋肉痛が出るのが遅くなるのです。

このことからもわかるように、より強い筋肉をつくるためには、適度にダメージを与え、きちんと修復させることが必要なのです。毎日のトレーニングが逆効果になるのは、ダメージから回復し切らないうちにダメージを与えることになるからです。

もしも、毎日トレーニングしないと落ち着かないという人は、トレーニングする筋肉を変えるようにしてください。たとえば、月曜日はヒップアップ、火曜日はプッシュアップ、水曜日はスクワットを行い、木曜日は再びヒップアップというようにすれば、一つの筋肉トレーニングは三日に一回のペースで行うことになるので過度のダメージを防ぐことができます。

ダイエット効果がすぐに表れる運動、効果が持続する運動

運動をあまりしてこなかった人が、運動を始める理由としてもっとも多いのがダイ

エットです。

では、やせるためにはどのような運動をするのがいいのでしょう。

運動には「有酸素運動」と「無酸素運動」の二種類があります。

有酸素運動というのは、ジョギングやウォーキングのように比較的軽い負荷で長時間続けられる運動です。

一方、無酸素運動というのは、短距離走やウエイトリフティングのように、短時間に強い力を出すことが求められる運動です。

有酸素と無酸素、これらは何が違うのかというと、エネルギーの使われ方が違うのです。

有酸素運動はエネルギー源に「糖」と「脂肪」を五〇％ずつの割合で消費しますが、無酸素運動では「脂肪」は消費されません。無酸素運動のエネルギー源は一〇〇％「糖」です。

ダイエットの目的は、たまった体脂肪を消費することなので、ダイエットを目的に運動するのであれば、糖しか消費しない無酸素運動ではなく、糖と脂肪を五〇％ずつ消費する有酸素運動がいいということになります。

たしかにダイエット効果をすぐに得たいのなら、有酸素運動が効果的です。

でも、運動によるダイエット効果を継続的に得たいと思うなら、有酸素運動の前に無酸素運動を組み入れることをお勧めします。

なぜなら最初に無酸素運動を行うことで、有酸素運動の効果をさらに高めることができるからです。

私たちの体が一日に消費する全エネルギーの七〇％を占めるのは基礎代謝であり、そのエネルギーの正体が栄養素と酸素を原材料としてミトコンドリアでつくられるATPであることはすでにお話ししたとおりです。

運動をしたとき呼吸が荒くなるのは、エネルギーをたくさんつくるのに大量の酸素が必要になるからです。このとき、ミトコンドリアではじつに効率よくATPがつくられます。

しかし、皆さんが全力疾走したりストレッチをしたりするときのことを想像してみてください。息を止めているのではないでしょうか。

じつは、緊急にエネルギーを必要とする場合、私たちの体にはもう一つ別の方法でエネルギーをつくり、急場をしのぐ方法があります。

それが「糖」からエネルギーをつくりだす、解糖系と呼ばれる方法です。

この解糖系でのエネルギーづくりは長く続けることができません。なぜなら、解糖系でエネルギーをつくる過程では、「乳酸」という疲労物質ができてしまうからです。でも、この乳酸が引き金になり、酸素を使うミトコンドリアの基礎代謝がより上がるため、有酸素運動の前の無酸素運動が有効なのです。

無酸素運動を続けていると筋肉に重だるい痛みを感じさせるなど、邪魔者のように思える乳酸ですが、**基礎代謝を上げる以外にも役割があり、乳酸ができることによるダイエットの効果は四倍にもなるのです。**

乳酸ができるメリットは大きく二つあります。一つはそれがシグナルとなって成長ホルモンが分泌されることです。

成長ホルモンがたくさん出ると、脂肪を分解するスピードが速くなるので、有酸素運動と組み合わせたときに脂肪の消費量を増やすことができます。さらにもう一つ、成長ホルモンは筋肉を増やすので、基礎代謝そのものがアップします。

この効果は絶大です。たとえば、三日に一度、三十分間のジョギング（有酸素運動）を行った場合、一年間で消費される脂肪の量はわずか一キログラムですが、ジョギングの前にスロトレ（無酸素運動）を行うと、ジョギング自体は同じ三十分でも、一年間で三・五キログラムもの脂肪を減らすことができるのです。しかも、筋トレによる筋肉増加効果はトレーニングを始めてから三か月目ごろから急激にアップしていくので、実際には基礎代謝の増加がこれに加わり、一年間では四キログラムもの脂肪を減らすことができるのです。

この無酸素運動＋有酸素運動でダイエットをすると、基礎代謝そのものがアップするので、有酸素運動をやめてもリバウンドしにくい体が維持されます。

筋トレによるダイエット効果が感じられるのは、トレーニングを始めてから約三か月後です。多くの人はすぐに結果を出したいので、有酸素運動ばかりに時間を割いてしまいますが、より継続的なダイエット効果を望むのであれば、有酸素運動の前に無酸素運動を行うべきです。

「ドローイン」が人間の体を劇的に変える

最近、腹部の余分な脂肪をなくし、美しいウエストラインをつくるトレーニングとして、日本でも「ドローイン・エクササイズ」が注目を浴びてきています。

「ドローイン」とは、ひと言でいえば、お腹をグッとへこませるエクササイズです。

ちょっとサイズの小さいジーンズをはくときなど、お腹に力を入れてグッと腹部をへこませた経験は誰にでもあると思います。基本的にドローインも、あれと同じ要領でお腹をへこませます。

実際、巷《ちまた》で流行しているドローインの中には、ただお腹をへこませればいいと謳《うた》ったものもたくさんあります。

でも、本当のドローイン・エクササイズは、お腹をへこませるだけではありません。

それに、効果もたんなるお腹やせだけではありません。

正しい方法で行うドローインは、ダイエット効果はもちろん、姿勢の矯正、腰痛の改善、便秘解消、体温アップ、さらには腹式呼吸が上手にできるようになるなどさまざまな健康効果をもたらしてくれます。

しかもこのエクササイズは、コツさえわかればいつでもどこでもできるので、どんなに忙しい人でも生活の中に取り入れることが可能な、最強のエクササイズなのです。

ドローインの効果はいろいろありますが、そうした効果はインナーマッスルが鍛えられることでもたらされます。

人間の体は、骨格を中心に、そのまわりを何層もの筋肉が取り巻いています。多くの人は骨格が体を支えていると思っていますが、それは違います。骨格はあくまで芯《しん》のようなもので、重力に逆らい体を立たせたり、自由自在に動かすことができるのは、何層にも重なり合っている筋肉が伸縮するからです。

そうした何層にも重なり合う筋肉の中で、骨に近い深い部分にあり、内臓を支え、姿勢の維持を担っているのが「インナーマッスル」です。

ちなみに、これに対し体の表面に近い部分に位置する筋肉は「アウターマッスル」と総称します。

ドローインで鍛えられるインナーマッスルは、主要な「横隔膜」「腹横筋」に加えて「多裂筋」「骨盤底筋群」の四つ。横隔膜というのは、膜という名がついていますが、胸腔《きょうくう》と腹腔の境界にある板状の筋肉です。腹式呼吸のときに使う筋肉です。

腹横筋は、腹部の深い場所にあって、背中から脇腹そして腹部と、ちょうどコルセットのように腹部を包み込む筋肉。多裂筋は脊椎《せきつい》に沿って縦に走る筋肉で、背中の曲げ伸ばしと旋回、また背骨を正しい位置に維持する働きがあります。最後の骨盤底筋群とは、骨盤の底のほうにあり、膀胱《ぼうこう》や子宮、直腸などの臓器が下がらないように支えている筋肉です。

この四つのインナーマッスルが鍛えられると、私たちの体は劇的に変わります。なぜなら、体に中心軸が生まれるからです。

先に代償運動によって腰に過伸展が起き、それが腰痛の原因になっているとお話ししましたが、インナーマッスルが鍛えられ、正しい姿勢を維持することができるようになれば、腰椎が安定するので過伸展が起きにくくなりますし、加齢とともに起きる内旋を防ぎます。

また、インナーマッスルが鍛えられるということは、天然のコルセットを巻くようなものなので、中年以降の人のほとんどが悩んでいる「ポッコリ下腹部」を改善して美しいボディシルエットを手にすることができます。

正しい姿勢が維持されるということは、血行やリンパの流れもよくなるので、体温が上がるとともに、新陳代謝がよくなり、デトックス能力も亢進《こうしん》します。

これほど高い効果をもちながら、ドローインはいつでもどこでも、毎日何回でもできるとても手軽なエクササイズです。そして、インナーマッスルという筋肉を鍛える

【基本のドローイン】

①足を腰幅に開いて立つ
②胸を張って、骨盤を真っ直ぐに立てる
③太ももが張るのを感じながら、おしりの穴を締める
④息を吐きながらお腹を引っ込める
⑤普通に呼吸をしながら、引っ込めた状態をキープ

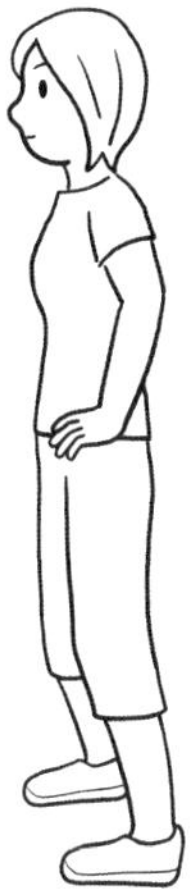

トレーニングでありながら、負荷がそれほど大きくないので、やりすぎによってダメージを与える心配もありません。むしろドローインは、回数をやればやるほどいい、唯一やりすぎることのない体幹トレーニングなのです。

【ドローインのやり方】

①基本のドローイン
まず、足を腰幅に開いて立ちます。
次に、少し胸を張るような気持ちで胸郭を開きます。
次が正しいドローインの最大のポイントですが、骨盤を真っ直ぐに立てます。
正しい姿勢のときに、前傾気味になって

いる骨盤を立てて腰の反り返りをなくすという動作をやりましたが、ドローインも同じです。

　この骨盤を正しい位置に立てることを英語では「ペルビック・ティルト」といいます。ペルビック・ティルトを行うことで腰椎が安定するので、これは忘れずに行ってください。

　正しい姿勢がとれていれば、この段階で太ももの前面に「テンション（張りのような圧力）」を感じているはずです。

　もしも、太ももにテンションが感じられない場合は、正しい姿勢がとれていないということなので、最初の胸郭を開くところからやり直してください。ドローインは正しい姿勢で行うことがとても重要なのです。

　正しい姿勢がとれていることが確認できたら、おしりの穴をキュッと締めて、息を吐きながらお腹を思いっ切り引っ込めます。このときお腹を内側から引っ張るようなつもりでへこませるとうまくいきます。

　もうこれ以上はへこまないというところまでお腹を引いたら、その状態を三十秒間キープします。キープしている間は、呼吸は普通にしていてかまいません。

五つのドローインで筋肉を再教育する

ドローインができるようになると、ちょっとした空き時間をトレーニング時間に変身させることができるようになります。

たとえば、エレベーターに乗っている時間や信号待ちの時間、通勤電車の中やコピーをとっている間などでもドローインは行うことができるからです。

さらにドローイン上級者になれば、ドローインをしながら歩くこともできるようになります。そして、これはもうマスタークラスの話ですが、腹式呼吸とドローインを組み合わせて行うことだって可能になります。腹式呼吸を行いながらドローインができるようになれば、自律神経のバランスを整えながら、インナーマッスルを鍛えられるので、その効果はさらに高まります。

そんなドローイン・マスターになるためにも、本書では基本のドローインのほかに四つのバージョンのドローインを行うことをお勧めします。

この四つのバージョンのドローインには、大きく二つの目的があります。

一つは、ドローインで鍛えられる四つのインナーマッスルを、それぞれのバージョンを通してより意識しやすくすることです。何度も申し上げていますが、筋肉というのは使っていることを意識すればするほど鍛えられます。つまり、四つのバージョンを通して、四つのインナーマッスルを効率的に鍛えられるようになるのです。

そして、もう一つの目的は「筋肉の再教育」です。

私たちの体には、知らず知らずのうちにそれぞれ「動きのくせ」がついてしまっています。たとえば、足を組むとき、ほとんどの人は上になる足が決まっています。ショルダーバッグを肩にかけるときも、いつも同じほうにかけているはずです。体は本来、左右対称であるべきなのですが、筋肉の萎縮やふだんの何げない動きの繰り返しによって、私たちの体には「こうしたほうが楽」というくせがついてしまうのです。

動きのくせは筋肉のくせです。

基本のドローインと四つのバージョンのドローインで、四つのインナーマッスルそれぞれに正しい姿勢を教え込むことで、そうした「くせ」を取り除くことができます。これが筋肉の再教育です。

では、これから四つのバージョンをご紹介しますが、トレーニングを行うときは、必ずこの順番で行うようにしてください。じつは、筋肉を再教育するためには、この順番がとても重要なポイントとなるのです。

なぜならこの順番は、寝返りさえ打てない生まれたての赤ちゃんが、少しずつ筋肉を鍛え、立てるようになるまでの「筋肉の成長」を追体験する順番になっているからです。

ものごとには何でも順番がありますが、教育ではとくに順番が大切です。足し算の前にかけ算を教えても身につかないのと同じで、筋肉も最初に鍛えるべきところから鍛えていくことが大切なのです。

【ドローインのやり方《四つのバージョン》】

①仰向け

仰向けで横になります。このとき両肩が浮いている人はきちんと床につけ、腰が浮いていたら骨盤を立てる要領で正しい位置にします。

あとはお腹を引っ込めればいいのですが、この状態でうまく引けない人は両膝を立て、腹部に手を当てて軽く押すようにします。

仰向けの状態で意識してほしいのは「横隔膜」です。横隔膜は肺の下に位置し、まだ筋力の弱い赤ちゃんの呼吸を助ける働きをする筋肉です。

ドローインができるようになると、腹式呼吸が楽にできるようになりますが、それはドローインによって横隔膜が鍛えられるからなのです。

②うつぶせ

うつぶせの状態で行うドローインでは、床に密着しているため、お腹が引けたことを実感しやすくなります。もし、それでもわかりにくいという人は、おへその下あたりにゴルフボールを一つ挟んでみてください。うまくお腹が引けると圧力が変化するので、実感がより大きくなります。

私も最初はうまくお腹が引けなかったので、ゴルフボールが痛く感じられましたが、いまではドローインするとゴルフボールにお腹が触れなくなるほど引くことができるようになりました。

うつぶせの体勢で意識してほしい筋肉は「腹横筋」です。腹横筋は自分で体を動かせるようになったときに、最初に使われる筋肉です。赤ちゃんが最初にできるようになるのが寝返りですが、このとき使われるのが腹横筋です。

③四つん這い

手と膝をついて行うドローインで意識してほしいのは背筋と骨盤です。

仰向けもうつぶせも骨盤の位置は最初に正せばそれで固定されますが、四つん這いではどうしても反り返り（過伸展）が起きやすくなります。

でも、だからこそ、この状態で背筋を意識し、ペルビック・ティルトを心がけることで脊椎に沿って走るインナーマッスル「多裂筋」を効率的に鍛えることができます。

また、四つん這いのドローインでは、お腹に重力がかかるので、お腹を引いたときと、力を抜いたときの落差が大きくなり、腹横筋の動きもより意識しやすくなるというメリットもあります。

④立て膝

立て膝状態で行うドローインで意識してほしい筋肉は「骨盤底筋群」です。この筋肉はおしりの穴をキュッと締めることで意識することができます。体が立位に近い状態になる立て膝では、足にかかる力が少なくなるので、立位で行う基本のドローインより骨盤底筋群を意識しやすくなります。

ここでの注意点は、きちんと胸郭を開くことです。先におしりの穴を締めることを意識すると、どうしても腕が前方に出やすくなってしまうので、基本のドローイン同様、必ず胸郭を開き、ペルビック・ティルトを行ってからおしりの穴を締めるようにしてください。

毎日のトレーニングでは、この四つのバージョンのドローインのあとに、基本のドローインを加えて行ってください。

回数は一バージョン当たり三回。それを五バージョン行うので合計一五回のドローインを行うことになります。その場合、毎回三十秒ずつ行うと時間がとてもかかってしまうので、時間のない方やお腹がうまく引けない方はお腹をへこませたままのキープ時間を十秒程度にしていただいて結構です。

ドローインの場合、キープ時間と回数とでは、じつは回数のほうが重要なのです。ですから、時間を短縮する場合は、キープ時間の長いドローインを少ない回数行うの

【ドローインの≪4つのバージョン≫】

＜仰向け＞

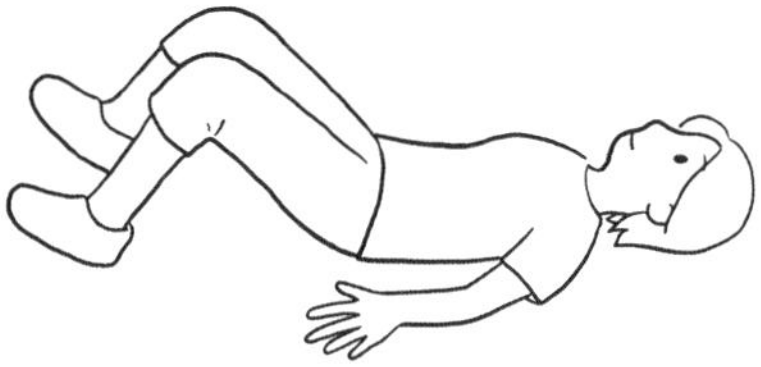

＜うつぶせ＞

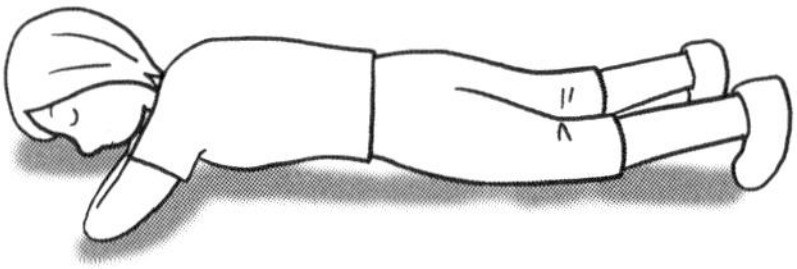

＜四つん這い＞

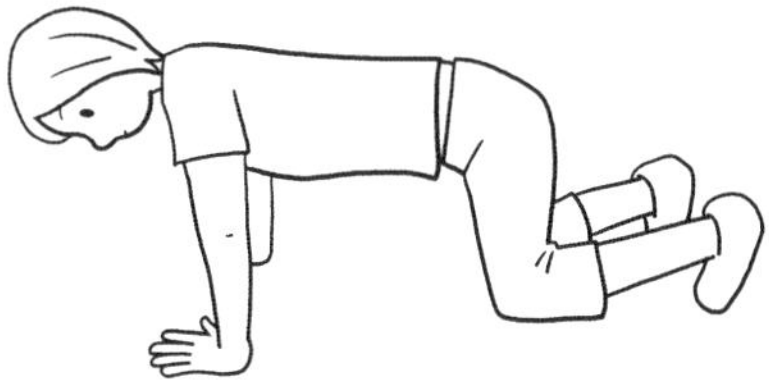

＜立て膝＞

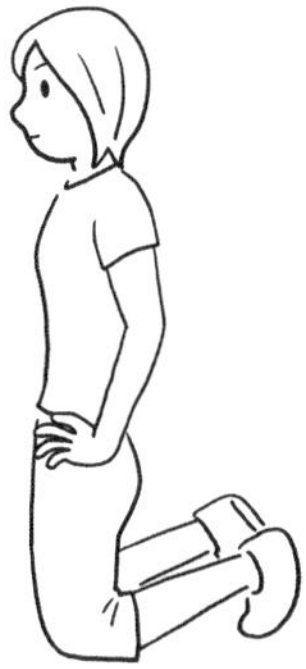

ではなく、短いドローインを多くの回数行うようにしてください。

最低でも一五回、毎日ドローインをしていただくと、その絶大な効果をわかっていただけるはずです。

関節のトラブルを防ぐ上手なストレッチのやり方

ドローインとともに、ぜひ毎日欠かさずやっていただきたいのがストレッチです。

ストレッチのポイントは、「胸椎」と「肩関節」と「股関節」の三か所。この三か所の可動域をストレッチでできるだけ広げておくことが代償運動を防ぎ、「首」「腰」「膝」という安定しているべき関節のトラブルを防ぎます。

【ストレッチのやり方】

①体幹ストレッチ《胸郭をひねる》

まず、正しい姿勢で立ちます。

ドローインの要領でお腹を引っ込めた状態で、片手を後頭部に当てます。もう片方の手は、手のひらを下にし、肩の高さまで上げ、真っ直ぐ前に伸ばします。

次に、おへそが真正面を向いた状態のまま、伸ばしたほうの手をそこからさらに前に三秒間伸ばします。

伸ばし切ったら、その位置で三秒キープ。その後、三秒かけてゆっくりもとの位置に戻します。

これを左右の腕各一回ずつ三セット行います。

②肩関節ストレッチ《肩を伸ばす》
片腕を真っ直ぐ前に伸ばし、伸ばした腕の外側、肘のあたりにもう片方の腕の前腕部を当てます。

次に、上体は正面を向いたまま、肘に当てた腕を三秒かけて胸のほうに引き寄せ、伸ばした腕の付け根が伸びた状態を三秒間キープ。その後、三秒かけてゆっくりもとの位置に戻します。

これを左右三回ずつ、三セット行います。

もし、三秒間でもの足りないようなら、キープの時間を五秒間に延ばしてください。

①の体幹ストレッチも、②の肩関節ストレッチも、おへそがつねに真正面を向いているかチェックし、腰が回らないように注意しながら行ってください。腰が動いてしまうと、ストレッチの効果は半減してしまいます。

③股関節ストレッチ

両足の裏を合わせた状態で床に座ります。

このとき上半身は胸郭を開き、背筋を伸ばします。

背筋を真っ直ぐ伸ばしたまま、胸を足先につけるような気持ちで、三秒かけて上体を前に倒します。上体を倒し切ったら、その位置で三秒間キープ。その後、三秒かけてゆっくりもとの位置に戻します。これを三セット行います。

股関節の可動域を広げるストレッチはこのほかにもいろいろあります。

ここでは座って行うものをご紹介しましたが、立ったままで行えるものもあります。

たとえば、イチロー選手がよくやっている方法ですが、足を広めに開いて立ち、曲げた両膝に左右それぞれの手をつき、背筋を伸ばした状態で肩を下に落とす「肩入れ」

【肩関節ストレッチ】

・伸ばした片腕の肘に、もう片方の腕を当てて手前に引く

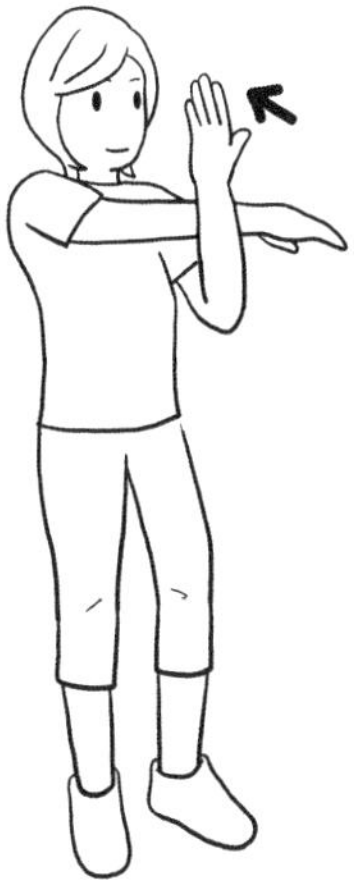

【体幹ストレッチ】

・片手を後頭部に当て、もう片方の手を真っ直ぐ前に伸ばす

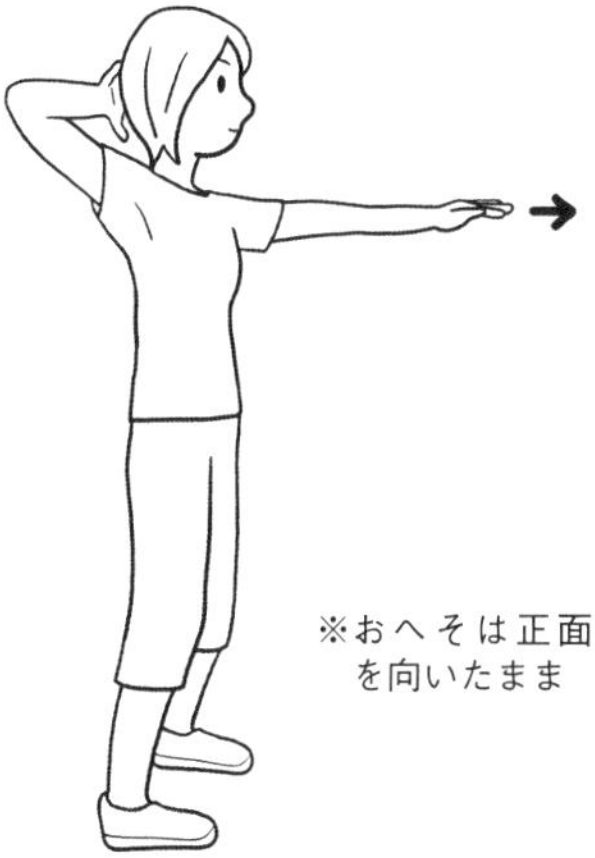

※おへそは正面を向いたまま

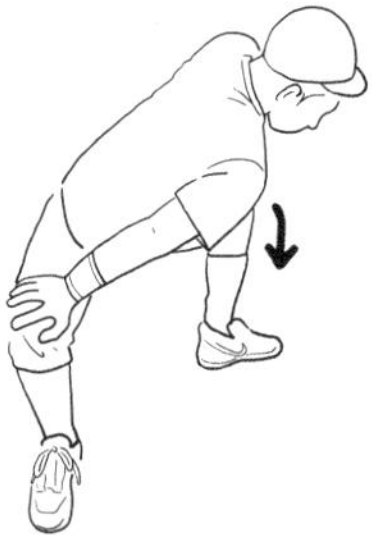

【「肩入れ」ストレッチ】

・広めに開いた両膝に手をつき、肩を下に落とす

【股関節ストレッチ】

・両足の裏を合わせて座り、背筋を伸ばしたまま上体を前に倒す

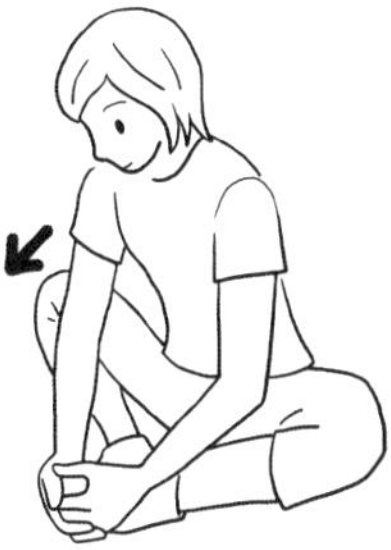

といわれるストレッチも、股関節に意識を集中し、膝についた手を外側に押すようにして行うと、とてもいい股関節のストレッチになります。

このように、ストレッチをすることによって、筋肉の血流がよくなり、副交感神経優位の状況をつくりやすくなります。ストレッチを行うと、リラックスしたように感じるのはそのためです。

ストレッチはこの方法でなければならないということはないので、いろいろな方法を試してみるのもいいでしょう。

ただし、どんなストレッチでも、必ず正しい姿勢を心がけて行ってください。

ストレッチはきついくらいでないと意味はない

ご紹介した三つのストレッチをしても、どうも体が硬くてうまくいかないという人は、体の中でももっとも大きな筋肉である下半身の筋肉が萎縮してしまっていることが考えられます。

小学校のころに学校の体力測定でやった「立位体前屈」を思い出してやってみてく

ださい。

あの要領で体を前に倒し、手が床につかない人は、ハムストリングと総称される「大腿二頭筋《だいたいにとうきん》」「半膜様筋」「半腱様筋《はんけんようきん》」という大腿部後面にある三つの筋肉が萎縮してしまっています。

先の三つのストレッチに加え、そうした人にぜひやっていただきたいのが、太もものストレッチです。

【太もものストレッチのやり方】

①もものの裏側のストレッチ

まず、正しい姿勢で立ちます。軸足は真っ直ぐ伸ばしたまま、片方の足をイスなどの上に乗せます。このとき、上げた足も膝が曲がらないように注意してください。

次にイスに乗せた足の先を体の方向に向けるような気持ちで立てます。

かなりのテンションが太ももの裏側からふくらはぎにかけてかかるのが感じられたら、背筋を真っ直ぐに保ったまま、胸を太ももにつけるような気持ちで上体を倒していきます。これ以上倒れないという位置で、十秒間キープします。

これを左右両方の足で二セットずつ行います。

②ももの表側のストレッチ

まず、正しい姿勢で立ちます。軸足を真っ直ぐ伸ばしたまま、もう片方の足を、かかとがおしりにつくようにして折り曲げます。折り曲げた足の足首を、同じ側の手でつかみ、さらに体に引き寄せます。このとき、膝が開いてしまうと効果がないので、折り曲げた足の膝頭は軸足から離れないようにします。

①のストレッチで、足を上げるだけで痛くてとても上体を倒せないという人は、最初のうちは無理に倒さず、太ももの裏側のテンションを感じる状態で十秒間キープするだけでも結構です。

同様に、②で足首をつかむことができないという人は、足首にタオルを引っかけて、そのタオルの先をもつやり方でも結構です。

いずれにしても、「痛み」を少し感じるところまでは頑張って伸ばしてください。

ストレッチは毎日やっていれば必ず効果が表れ、筋肉の萎縮を改善していくことがで

【太もものストレッチ】

＜ももの裏側のストレッチ＞

①軸足を伸ばしたまま、片方の足をイスの上に乗せる
②乗せた足の先を立てる
③背筋を伸ばしたまま胸から上体を倒す
④倒した状態でキープ

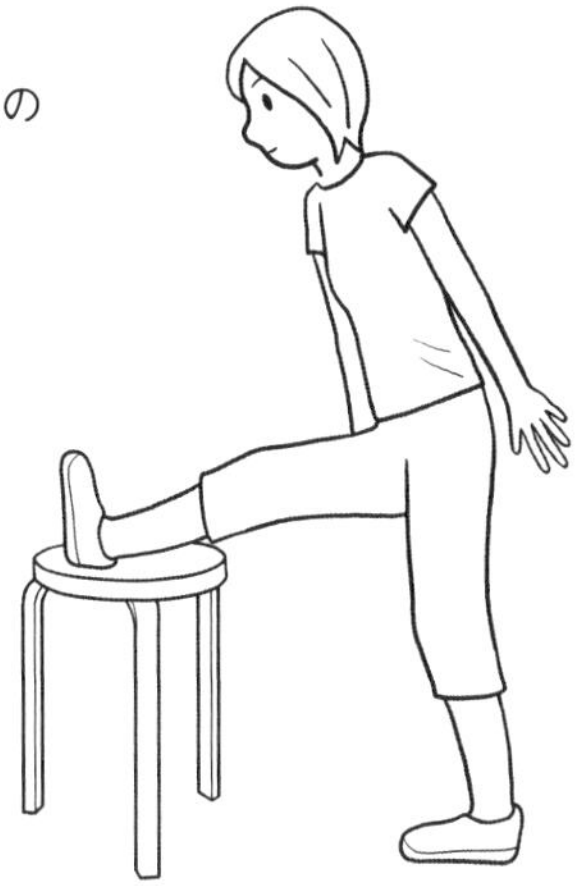

＜ももの表側のストレッチ＞

①軸足を伸ばしたまま、片方の足をかかとがおしりにつくように折り曲げる
②折り曲げた足を同じ側の手で引き寄せる
③折り曲げた足の膝頭が軸足から離れないようにする
④曲げた状態でキープ

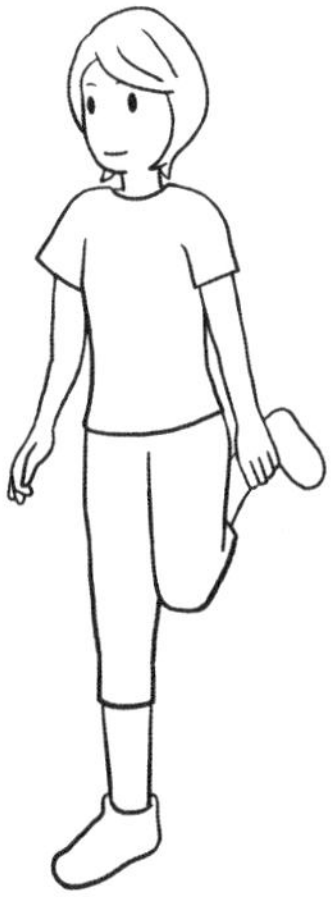

きますが、気持ちのいいところまでとどめてしまうと、効果はあまり得られません。

ここで大事なことは、ストレッチはきついくらいでないと意味はないということです。筋を痛めるほどの無理をしてはいけませんが、軽い痛みを感じるくらいの強度でやることがストレッチではとても大切なのです。

入浴中のリンパマッサージでリラックス効果を高める

ストレッチの効能の一つに、血液とリンパ液の流れをよくすることがあります。そのリンパの流れをよくし、ストレッチの効果をより高めてくれるのが「リンパマッサージ」です。

私たちの体に血管が張りめぐらされていることは、皆さんもよくご存じだと思います。その血管と同じぐらい全身に、リンパ液の流れるリンパ管もまた、張りめぐらされていることはご存じでしょうか。

リンパの働きは、大きく二つあります。その一つが「排泄《はいせつ》」です。

体内の老廃物は、基本的には静脈と呼ばれる心臓に戻る流れの血管に取り込まれ、その後体外に排出されます。しかし、静脈だけではそのすべてを運ぶことはできません。そんな血管では運べない老廃物を運ぶのがリンパなのです。

同じように全身を巡る血管とリンパ管ですが、両者には大きな違いが一つあります。それは、血管にはその流れを促す心臓というポンプが備わっているけれど、リンパ管にはないということです。

では、ポンプがないリンパの流れは何によって促されるのでしょう。

じつはリンパに流れをつくりだしているのは、筋肉の収縮なのです。筋肉の収縮がリンパ管に圧力をかけ、それによって「流れ」が生み出されているということです。外圧に頼っているため、リンパの流れは非常にゆっくりとしています。ただでさえゆっくりとした流れなので、運動不足で筋肉が動かないと、その流れが停滞して「むくみ」となって表れます。

日本では女性の約八割がむくみに悩んでいるともいわれていますが、男性より女性のほうがむくみやすいのは、リンパに流れを生み出す筋肉の絶対量が女性は少ないからなのです。

ストレッチは、関節を動かすことでそうした滞りがちのリンパに流れをつくりだしてくれるので、デトックス、つまり老廃物を排泄する効果が得られるというわけです。
リンパの流れをよくし、デトックス能力を上げるストレッチの効果をさらに高めてくれるのが「リンパマッサージ」です。

【リンパマッサージのやり方】

リンパマッサージでは、部位によって「もむ」と「さする」という二つのマッサージ方法を用います。

①八つのリンパ節をもみほぐす

まず、もんでほしいのはリンパ管とリンパ管をつなぐジョイント部分、「リンパ節」と呼ばれる部分です。リンパ節は大小さまざまなものが全身にありますが、リンパマッサージでもんでいただきたいのは八か所の大きなリンパ節です。
それは以下の八つ。
①耳たぶの付け根にある「耳下腺リンパ節」
②顎の下に位置する「顎下《がくか》リンパ節」

【8つのリンパ節】

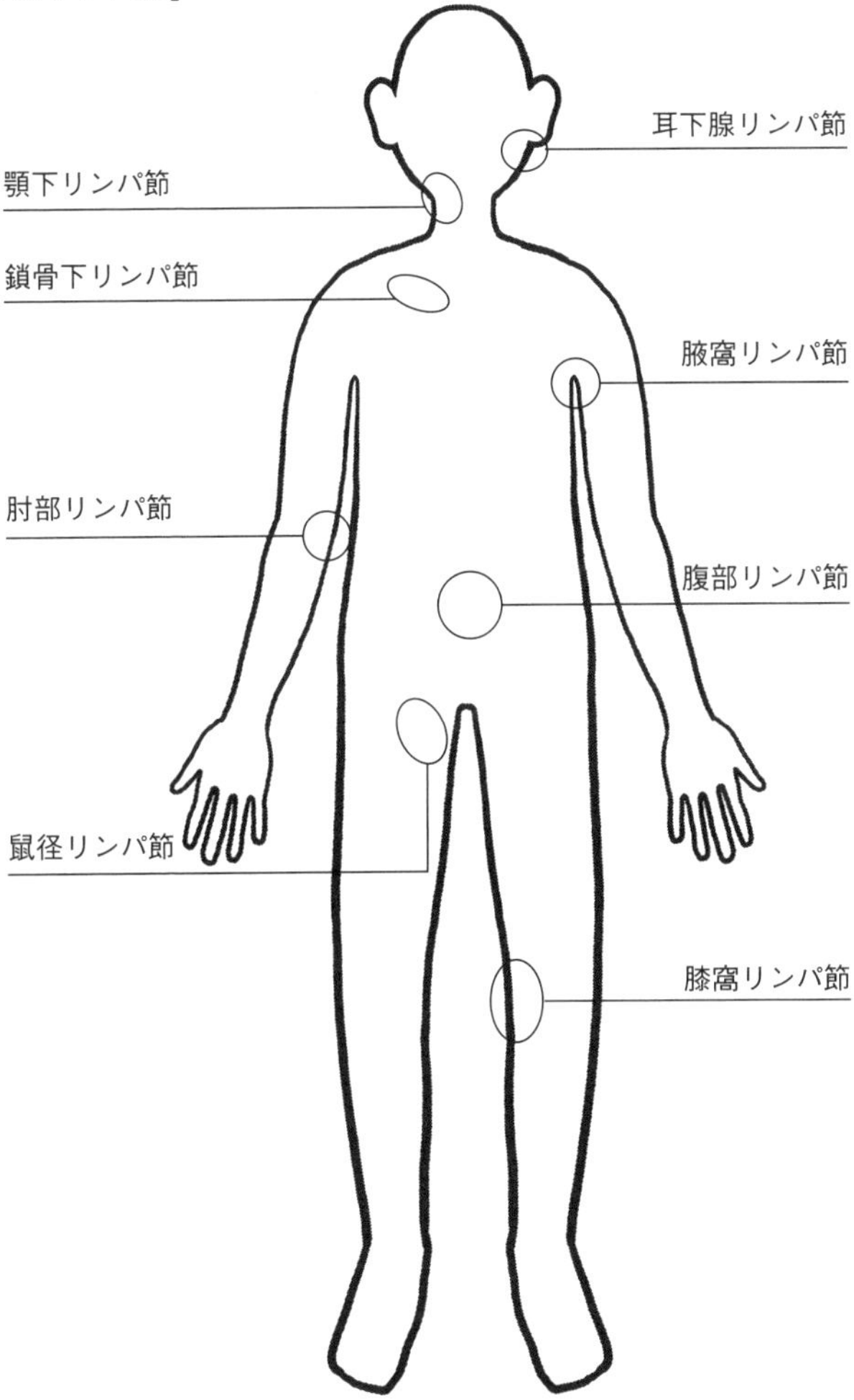
耳下腺リンパ節
顎下リンパ節
鎖骨下リンパ節
腋窩リンパ節
肘部リンパ節
腹部リンパ節
鼠径リンパ節
膝窩リンパ節

③鎖骨の下に位置する「鎖骨下リンパ節」
④わきの下にある「腋窩《えきか》リンパ節」
⑤肘のところにある「肘部《ちゅうぶ》リンパ節」
⑥お腹に点在する「腹部リンパ節」
⑦足の付け根にある「鼠径《そけい》リンパ節」
⑧膝の裏に位置する「膝窩《しっか》リンパ節」

リンパ節は、リンパ管を高速道路に例えるならインターチェンジのようなものです。実際の高速道路でもインターチェンジでは渋滞が起きやすいように、リンパ節も流れが滞りやすい場所です。ですから、この八つのリンパ節をもみほぐすことは、リンパの滞りを改善することにつながります。

もみ方はとくにむずかしく考える必要はありません。基本的には筋肉をもみほぐすときと同じ要領でしっかりともみほぐしてください。

ただし、②の顎下リンパ節と、③の鎖骨下リンパ節では、ただもむだけではなく、より効果的な次の方法をぜひやっていただきたいと思います。

【顎下リンパ節のマッサージ】

①顎を前に突き出す
②突き出した状態で顎を前後左右に動かす
③耳から首にかけてさする

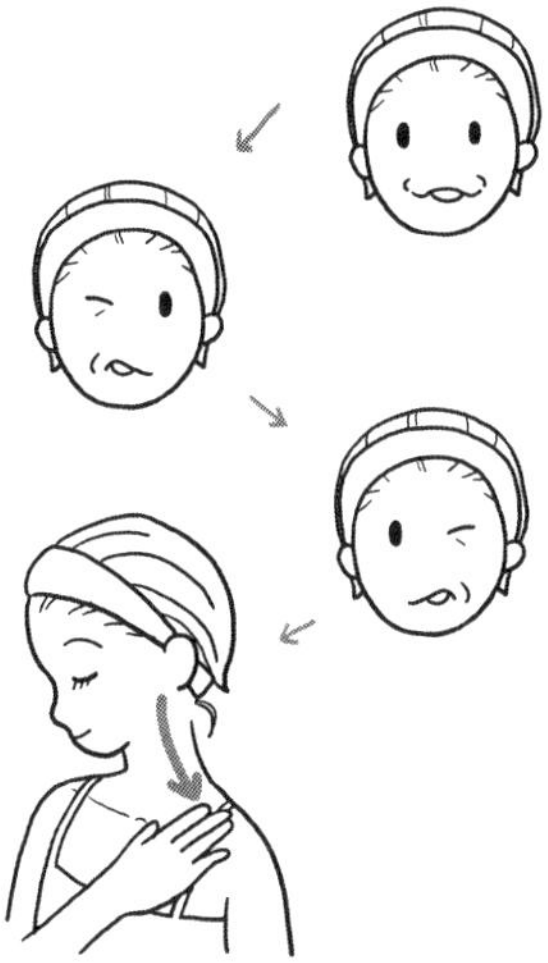

《顎下リンパ節のマッサージ法》

まず、リンパ節をしっかりともんだら、次にちょうどタレントの志村けんさんのギャグ「アイーン」の要領で、顎を前に突き出します。そして、顎を突き出した状態で前後左右に動かします。その後、耳から首にかけて上から下へと軽くリンパを流すようなイメージで一度さすります。これを一セットとして二回繰り返してください。

《鎖骨下リンパ節のマッサージ法》

左右の鎖骨の下にあるリンパ節をよくもみほぐします。

次に肩甲骨を大きく回すようにイメージしながら左右の肩を前後に回します。そし

【鎖骨下リンパ節のマッサージ】

①肩甲骨を意識して肩を前後に回す

②肩から鎖骨下に向かってさする

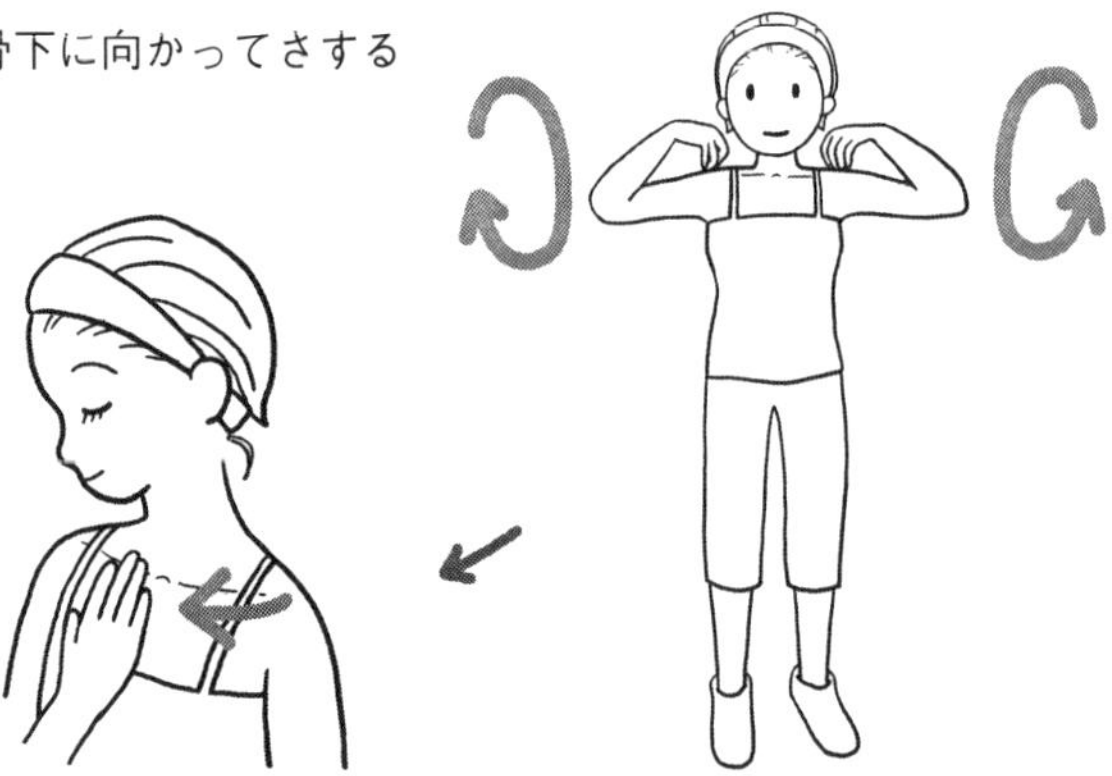

て、肩から鎖骨下のリンパ節に向かって、軽くさすります。これを一セットとして二回繰り返してください。

②リンパの流れに沿ってさする

八か所のリンパ節をもみほぐしたら、次はリンパの流れに沿ってリンパ管をさすります。

さするときの強度は、手のひら全体を当てて、軽くさする程度で充分効果が得られます。リンパ節はしっかりもみほぐしたほうがいいのですが、リンパ管は強くさするのは逆効果なので注意してください。圧力の上限はシャワーの水圧程度までです。

リンパ管のマッサージは手足の先から始

めて、最終的には左の鎖骨下に流れを集めるように行っていきます。リンパ管のマッサージは「さする方向」がとても重要なので注意してください。

まず、鎖骨下から一番遠い足先から膝窩リンパ節に向けてさすり上げます。

次に膝窩リンパ節から鼠径部に向かってさすります。

両足が終わったら、お腹をさすります。お腹はつい腸管マッサージのように力を入れてしまいがちなので、気をつけて表面をさするようにしてください。お腹をさするときは丸く円を描くようにして行います。

次は、胸を飛ばして、顎下と首の部分を先に行います。先ほどの「アイーン」のポーズで、耳の下から首に向かって、顎下から鎖骨下のリンパ節に向かってさすります。

最後は下と上から集めたリンパの流れを左の鎖骨下リンパ節に集めるようなつもりでさすります。

顔のむくみが気になる人や、小顔効果を求める人は、顎下と首のマッサージの前に、顔のリンパを流すように、額から目じりに向けて、目じりから顎下に向けて、数回ずつさするようにマッサージすると効果があります。

このリンパマッサージがもっとも効果的なのは入浴中です。

お風呂に入り、体をある程度温めてから、自分の体に向かって、「いつも頑張ってくれてありがとう。明日も頑張ってくれよ」という感謝の気持ちをこめてマッサージしてください。

マッサージは強すぎると逆効果になる

リンパには二つの働きがあるといいました。

その一つは先ほど述べた「排泄」です。

では、もう一つは何だと思いますか?

勘のいい方は「リンパ」という名前からもうお気づきかもしれませんが、リンパのもう一つの働きとは「免疫」なのです。

免疫細胞の一つであるリンパ球は、一度でも体内に侵入してきたことのある細菌やウイルスのことをすべて記憶するという性質をもっています。この働きのおかげで、同じウイルスや細菌が再侵入してきたときにはいち早く抗体がつくりだされ、それによって私たちの体は守られているのです。さらにすごいことに、こうしたリンパ球の

【リンパマッサージのさする方向】

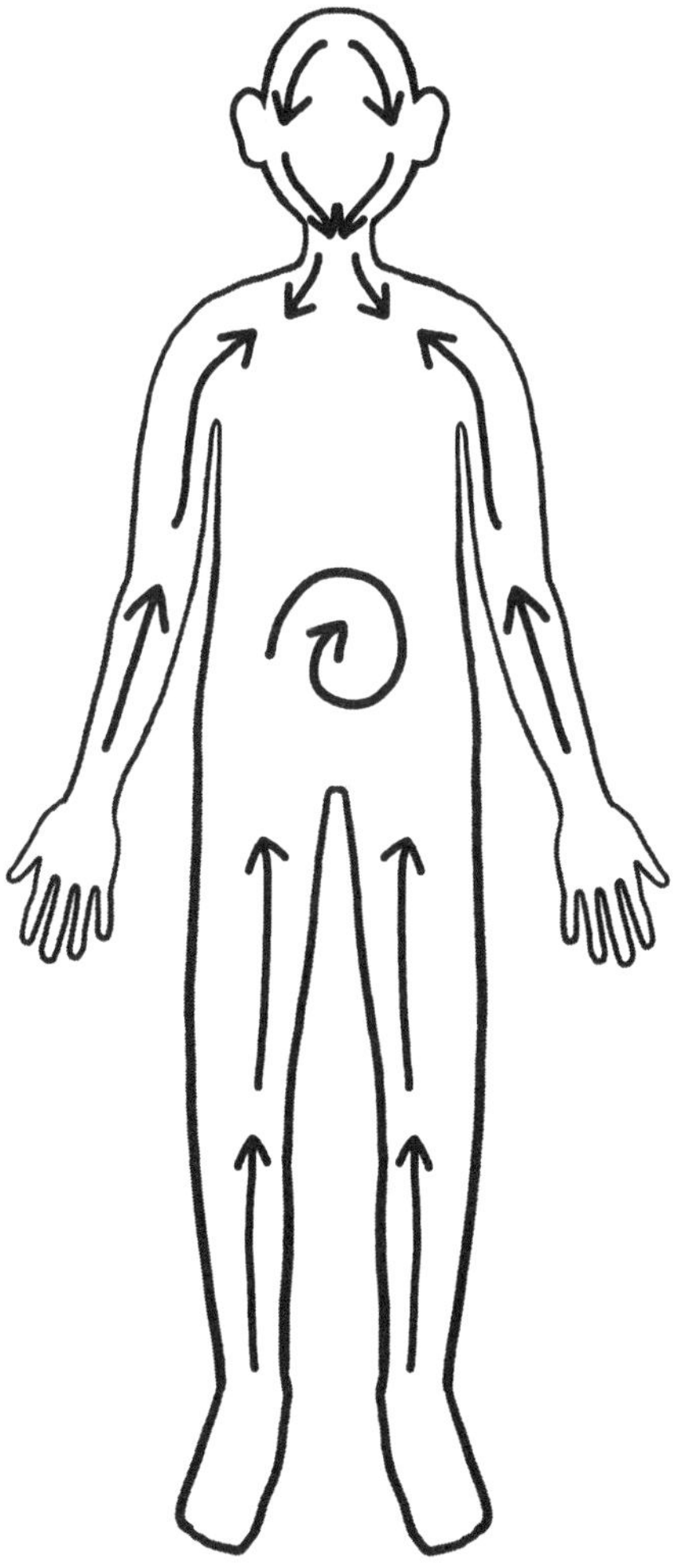

記憶データは、リンパ球が死んだあとも新しくつくられるリンパ球に受け継がれていきます。

その免疫システムで重要な役割を果たしているリンパ球が成熟する場所が、じつはリンパ節なのです。

さらに、リンパ節にはもう一つ、免疫上の大きな役割があります。

それは、毎日体の中で生まれてしまう「ガン細胞＝コピーミス細胞」をトラップするというものです。

私たちの体では、どんなに健康な人でも毎日五〇〇〇個ものガン細胞が生まれているというお話をしました。そして、こうしたガン細胞は、健康な人の場合免疫機能によって除去されるといいました。除去の方法は実際にはいろいろあるのですが、その一つが、リンパ節でのトラップなのです。

トラップとは「罠《わな》」という意味です。じつはリンパ管にはさまざまな老廃物といっしょに、コピーミス細胞、つまりガン細胞も流れ込んでくるのですが、リンパ節は、これらをちょうど網状のトラップに引っかけるようにして濾《こ》し取っているのです。

これはガンの発症を防ぐだけでなく、ガンの転移を防ぐうえでも重要な免疫機能です。リンパの流れが悪く、リンパ節の機能が低下すると、リンパ管の中を流れるガン細胞をうまく濾し取ることができなくなり、ガンの発症・転移のリスクが高くなってしまうからです。

また、リンパ球はリンパ節で成熟すると述べましたが、いろいろなリンパ球がある中で、リンパ節との関わりがとくに重要なのが「樹状細胞」と呼ばれる免疫細胞です。

樹状細胞は、T細胞の中でもガン細胞をピンポイントで攻撃してくれる「CTL」という特異免疫細胞を教育する細胞です。

つまり、ガンに対抗する特殊部隊の兵隊（＝CTL）を教育し、ターゲットを設定し、攻撃指令を出すというとても重要な役割を担っているのが樹状細胞であり、その樹状細胞を優れた教官に育て上げるのがリンパ節なのです。

ですから、リンパマッサージによってリンパの流れをよくするということは、たんにデトックス効果を高めるだけではなく、ガンの発病抑制効果、さらにはできてしまった悪性腫瘍《しゅよう》（ガン）と戦う免疫細胞を活性化させることにもつながるのです。

ただ、強すぎるマッサージはリンパの流れにとってよくありません。かえって逆効果となります。

たかがむくみぐらいと侮ってはいけません。

そのむくみを解消することが、ひいてはガン予防にもつながるのです。

目的意識をもつだけで運動効果は断然違う

運動について、解説が少々長くなったので、ここで一日のうち、どのようにこれらの運動を行っていけばいいのか、全体の流れをおさらいしておきたいと思います。

前著『体温を上げると健康になる』では、朝の三十分間の有酸素運動をお勧めしました。

本書では繰り返しになるので述べませんでしたが、やはり朝の運動は行っていただきたいと思います。

運動の種類はウォーキングでもジョギングでもサイクリングでも、有酸素運動であればどのようなものでもかまいませんが、できるだけ屋外で、太陽の光を充分に浴びながら運動するように心がけてください。

本書で紹介した「スロトレ」「ドローイン」「ストレッチ」は、基本的には夜の入浴タイムの前後に、「リンパマッサージ」は入浴中に行うといいでしょう。

スロトレは三日に一度程度で結構ですが、そのほかの三つは毎日行っていただきたいので、入浴とともに習慣化されることをお勧めします。

【一日の運動プログラム】

■朝

三十分間の有酸素運動。

ダイエット効果を望む人は、有酸素運動の前に、時間的には短くていいので無酸素運動を行うと脂肪燃焼効果がアップします。ただし、その場合は筋肉に大きな負荷がかかるので、いつもよりウォーミングアップを念入りに行うように心がけてください。

また、朝は一日のうちで体の水分がもっとも失われている時間帯なので、運動前に必ず充分な水分をとってから行うようにしましょう。

■夜

I．スロトレ　各一〇回　合計三〇回を三日に一度

①スローヒップアップ
②スロープッシュアップ
③スロースクワット

Ⅱ．ドローイン　各三回　合計一五回
①仰向け
②うつぶせ
③四つん這い
④立て膝
⑤立位（基本のドローイン）

Ⅲ．入浴＋リンパマッサージ
①八つのリンパ節マッサージ（もみほぐす）
②体の末端から左鎖骨下リンパ節に向けてのリンパ管マッサージ（さする）

Ⅳ．ストレッチ　①から③は各三セット、④は必要に応じて二セット
①体幹のストレッチ
②肩関節のストレッチ
③股関節のストレッチ
④太もものストレッチ

このほかに、腹式呼吸とドローインは、いつでもどこでも、何回でも行って結構です。とくにドローインはやればやるほど効果が表れるので、ちょっとした時間を上手に使って行うようにしてください。

これらの運動には、それぞれの項目で述べたように目的があります。

腹式呼吸——自律神経のバランスを整える
スロトレ——成長ホルモンの分泌を促し、筋肉を鍛える
ドローイン——インナーマッスルを鍛え、体幹をつくる
ストレッチ——筋肉を伸ばし、関節の可動域を広げる

筋肉を鍛えるとき、同じ動きをするのであっても、使うことを意識したほうが筋肉が鍛えられます。それと同じように、運動はすべて意識と連動することでその効力が増します。

ただ漫然と動きを繰り返すのではなく、何のためにいま自分はトレーニングしているのか、この運動によって自分の体をどのようにしたいのか、はっきりと目的意識をもって行うことが、運動効果をより高めるということを覚えておいていただきたいと思います。

第4章

体温を上げる食事と生活習慣

「ローフード」を私が勧めない一番の理由

体にいい食事は基本的に体温を上げてくれます。

先に本当に体にいい食事をすると「免疫力」と「抗酸化力」と「抗ストレス力」がアップするといいましたが、これらの力が上がると、体温も自然と上がるからです。

では、どのような食材をとればこれらの能力を高めることができるのでしょう。

具体的な食材について述べる前に、体にいい食事の「基本」を知っていただきたいと思います。

なぜなら、日本人には、これが体にいいといわれると、そればかりを食べつづけたり、一度に大量に食べたりする傾向があるからです。

たしかにいくつかの食材にはすばらしい力があり、それを上手に食事に取り入れることで、免疫力、抗酸化力、抗ストレス力といった体に本来備わっている能力を引き出すことができます。**でも、どんなに体にいい食材でも、食べすぎなど、バランスの悪いとり方をしてしまえば体に悪いものになってしまいます。**

食事でもっとも大切なのは「バランス」です。

食事をとる最大の目的は、エネルギーをつくることです。

でも、私たちの体で食べ物を原料につくられるのはエネルギーだけではありません。骨や筋肉といった組織はもちろん、血液や酵素やホルモンなど、私たちの体の中にあるものはすべて、食べ物を原材料につくられているのです。

そうしたさまざまなものをつくるのに必要な栄養素が「五大栄養素」といわれるものです。

五大栄養素とは、「糖質」「脂質」「タンパク質」「ビタミン」「ミネラル」の五つ。どれも私たちの体には欠くことのできない栄養素です。

どんなにいい食材でも、この五つの栄養素がきちんと摂《と》れていなければその効力を充分に活用することはできません。これからご紹介する食材も、バランスのいい食事の範囲内で取り入れるものとして活用してください。

また、栄養バランスとともに心がけていただきたいのが、「温かいものを食べる」ということです。


最近は「ローフード」といって、食材をできるだけ生でとる食事法が注目を集めて

いますが、低体温化という現状を考えると、私はお勧めしません。

ローフードは、もともとは一九〇〇年代から欧米で提唱されてきた理論で、要は調理によって失われがちな酵素やビタミンを、食材を生のままとることで効率よく摂取することを目的としたものでした。それが一九八〇年代にアメリカ西海岸で人気が高まり、日本にも入ってきたのです。

たしかに酵素やビタミンは加熱調理で失われることがあるので、生で食べるメリットはあるでしょう。でも、低体温の人が冷たいものばかり食べるのは、内臓をさらに冷やすことにつながるので、やはりお勧めできません。内臓が冷えると消化吸収が悪くなるのはもちろん、体全体の免疫機能も低下します。

いくらローフード食を実践して多くの酵素を摂れたとしても、体温が低いと酵素の力も低くなるので、その効果を充分に生かし切ることができなくなるからです。

それに、私たちの体は酵素が含まれる食事をしたからといって、その酵素がそのままの形で体の中で使われるわけではありません。ほとんどの場合、栄養素として吸収したあと、それを原料に体の中で必要な酵素がつくられ、使われるのです。

そう考えれば、酵素やビタミンをそのまま摂ることを考えるより、きちんと消化吸収できる体、必要に応じて充分な酵素をつくることができる活性化された体、つまり、体温の高い体を維持することを目指すべきだと思います。

よく噛むことで得られるメリットは計り知れない

体にいい食事のもう一つの基本は、「よく噛む」ことです。

具体的な数字でいえば、ひとくち当たり三〇回噛んでください。

よく噛むメリットは三つあります。

一つは「インスリンの分泌を抑制する」こと。二つ目はいくつかの「重要なホルモンの分泌」を促すこと。そして三つ目が、よく噛まないと出てこない「消化酵素を出す」ことです。

まずインスリンから見ていきましょう。

私たちが食事をすると、膵臓《すいぞう》から「インスリン」というホルモンが分泌されます。

これは、食べ物に含まれる糖質を細胞が取り込むために必要不可欠なホルモンです。

このホルモンの分泌量が減少するのが「糖尿病」です。糖尿病の人は、血糖値（血液中の糖質の濃度）が高くなりますが、これはインスリンが不足するため細胞が糖を取り込めなくなるからです。

こう書くと、インスリンの分泌は多いほうがいいように思えてくるかもしれません。ところが、そうとはいえないのです。

基本的にインスリンは糖質を摂れば摂るほどたくさん分泌されます。なぜなら血糖値が高くなるからです。前にも述べましたが、私たちの体にはホメオスタシスといって、つねに一定の状態を保とうとする働きがあります。**たとえば、暑いときに汗をかいて体温を下げるのも、寒いときにブルブルと体が震えて体温を上げるのも、体温を一定に保とうとするホメオスタシスの働きによるものです。**

血糖値は食事をすると上がりますが、インスリンが出ることによって、その上がりすぎた分を細胞に取り込ませることでもとに戻ります。ここで重要なのは、細胞が要求するから糖分が細胞に取り込まれるわけではなく、血糖値を一定に保つために余分な糖分が細胞に送り込まれるということです。

なぜ血糖値を一定に保つことが必要なのかというと、血糖値が高い状態が続くと血管の老化を促進させてしまうからです。血糖値が高い状態が続くと、血管は炎症を起こし動脈硬化が促進されます。つまり、血管の炎症を防ぐためにインスリンが出るのです。

高くなった血糖値を正常にするために細胞に糖が押しつけられるわけですが、運動不足や低体温、加齢などで基礎代謝が落ちていると、押しつけられた糖を細胞が使い切れなくなります。すると、細胞はその余剰分を脂肪として蓄えることになります。これが「太る」メカニズムです。

必ずしもインスリンの分泌が多いほうがよいとはいえないことが、おわかりいただけたでしょうか。

人類の歴史は、つい最近まで飢餓との戦いの歴史でした。そのため私たちの体には飢餓に対する危機管理システムがさまざまな形でできあがっています。ところが飽食に対する対策、つまり血糖値が高すぎるときの対策は、インスリンしかないのです。

そのため、現代のように飽食が日常化した状態が続くと、どうしてもインスリンを分泌する膵臓に大きな負担がかかることになります。

インスリンが多量に出るデメリットは「体脂肪の増加」と「膵臓の疲労」だけではありません。じつは近年の研究で、インスリンが多量に分泌されると老化を促進することもわかってきているのです。

つまり、健康な体を維持するためには、急激な血糖値の上昇（＝インスリンの大量分泌）はできるだけ避けなければならないということです。

ここで、ではどうすれば血糖値の急激な上昇を抑えることができるのか、という命題が出てくるわけですが、その有効な対策の一つがじつは「よく噛む」ことなのです。

よく噛むことがなぜインスリン分泌を抑えることにつながるのでしょう。

それにはよく噛むことのメリットとして挙げた残りの二つ、つまり「ホルモン」と「消化酵素」の分泌が関《かか》わっています。

よく噛むと、いくつかのとても重要なホルモンが分泌されます。その代表が「ヒスタミン」「レプチン」「ペルオキシダーゼ」「コレシストキニン」の四つです。

ヒスタミンは脳の視床下部にある満腹中枢を刺激して満腹感をもたらします。レプチンもヒスタミン同様、満腹中枢を刺激し過食を防ぐ働きをもっています。レプチンは食後二十分ほどで脂肪細胞から出るホルモンですが、これにはほかにもう一つ、すごい力があるのです。

それは、基礎代謝をアップさせる力です。

つまり、よく噛むことは、満腹中枢を刺激し満腹感をもたらすとともに、基礎代謝を上げる働きをもっているということです。

実際、これは私の患者さんの例ですが、食事の量も運動量もライフスタイルも何も変わっていないのに、食事の際にひとくち三〇回噛むようにしただけで一か月で体重が二キロも減ったという人がいます。

よく噛むと食事にかかる時間が長くなるうえ、早く満腹感を感じるので、食事の絶対量が減少します。これは、少しずつ食べ物が体に吸収されるということなので、血糖値の急激な上昇を抑えることになります。さらに食事の絶対量も減るので、インスリンの分泌量も抑制できるというわけです。

このように、よく噛むことによるメリットは、計り知れないのです。

大根おろしが焼き魚のこげによる発ガンを抑える

よく噛むことによって出る残りの二つのホルモン「ペルオキシダーゼ」と「コレシストキニン」にもすばらしい健康効果があります。

ペルオキシダーゼはホルモンといいましたが、正確にはホルモンのような作用をもった酵素です。これはよく噛むことによって唾液《だえき》の中に分泌されるのですが、発ガン性物質の毒性を低下させる働きがあることがわかっています。

たとえば、よく知られている発ガン性物質に魚のこげがあります。魚のこげは体の中に入ることでフリーラジカルを発生させ、ガンを誘発する発ガン性物質ですが、食べるときによく噛んで、このペルオキシダーゼを分泌させておくと発ガンリスクが大幅に低下するのです。

ちなみに、**焼き魚には大根おろしがつきものですが、大根おろしに含まれるジアスターゼという酵素にも、やはり発ガン性物質の毒性を低下させる力があることがわかっています。**酵素のことなど何も知らなかった昔の人が、なぜ焼き魚に大根おろしを添えるようにしたのかはわかりませんが、すばらしい生活の知恵だと思います。

コレシストキニンは、よく噛むことで食後二時間から三時間ほどで十二指腸から分泌されるのですが、これが分泌されると脳の中でも記憶と深く関わっている「海馬」という場所の血流量が増えることがわかっています。**脳の場合、血流量が増えるということは、その場所の機能が高まるということなので、よく噛むことで脳の海馬の機**

能が高まるといえます。

コレシストキニンに関してはほかにも、その不足がうつ病の発症と深く関わっている脳内物質「セロトニン」の分泌量を増加させるとか、幸福感を抱いたときに出るとされる脳内物質「ドーパミン」を活性化させるといった論文も報告されています。

つまり、「よく嚙むこと」はたんに消化吸収を助けるというだけでなく、老化を遅らせ、肥満を防ぎ、膵臓を守り、脳を活性化させ、ガンの発症までも予防することができるすばらしい健康法だということです。

ひとくち三〇回。ぜひ、日々の食事で「よく嚙むこと」を実践していただきたいと思います。

食べる順番を工夫するだけで老化は抑えやすくなる

インスリンの大量分泌が老化を加速させるということは、食べすぎ、太りすぎは老化を加速させるということです。

でも、日々の食事を楽しみたい、おいしいものをできるだけたくさん食べたいと思ってしまうのも人間の性《さが》です。

そこで、よく噛むことに加え、もう一つインスリンの大量分泌を防ぐ方法をご紹介したいと思います。この方法を実践すると、食べたものの総カロリーは同じでも、インスリンの分泌量は少なく抑えることができるので、老化、肥満、膵臓疲労といった食に伴う健康被害を軽減させることができます。

その方法とは、ある一定のルールに従って食べる順番を決める、ということです。

では、どのような順番で食べればいいのでしょう。

この食べる順番の指針となるのが「GI値」といわれる数値です。

GI値とは、「Glycemic Index（グリセミック・インデックス）」の略で、その食品が血糖値を上昇させるスピードを測ったもので、ブドウ糖五〇グラムを摂取したときの血糖値上昇率を一〇〇として、相対値で表されます。

つまり、簡単にいえば、GI値の高い食べ物ほど血糖値の急激な上昇をもたらすということです。

じつは血糖値とGI値には一つの関係があります。それは、血糖値が下がっているとき、つまり空腹を感じているときほど血糖値は上がりやすいというものです。

このことは、空腹を感じているとき、つまり食事の最初にＧＩ値の高いものを食べてしまうと、必要以上に急激な血糖値の上昇を招いてしまうということを意味します。

ですから、急激な血糖値の上昇を防ぐためには、ＧＩ値の低いものから食べはじめ、食事が進むにつれてＧＩ値の高いものを食べていくことです。

では、ＧＩ値の高い食べ物はどのようなものなのでしょう。

ＧＩ値の高い食べ物は、基本的に糖質の多いものです。甘いものやお菓子はいうまでもありませんが、日常の食事で主食となる米や小麦、芋類もＧＩ値の高い食品です。

ということは、「いただきます」と同時に、ご飯を食べてしまうのは、血糖値を急激に上げるよくない食べ方、ということになります。

うどんとそばなら、そばを選ぶのが賢い選択

では、食事のときに最初に食べるべきＧＩ値の低い食べ物にはどのようなものがあるのでしょう。

基本的には「野菜」がＧＩ値の低い食べ物です。

このことがわかると、**日本の懐石料理や、ヨーロッパのフルコース料理が、ＧＩ値の低いものからだんだんとＧＩ値の高いものへと進んでいく、非常にうまく組み立てられた食事であることがわかります。**どちらも野菜を使った料理から始まることが多く、メインの肉や魚があり、ご飯は食事の最後、糖の塊のような甘いデザートはさらにそのあとです。

食事の組み立てにＧＩ値を取り入れるうえで、いくつか知っておいていただきたいことがあります。

まず一つは、同じご飯でも精米してあるかどうかでＧＩ値は大きく異なるということです。たとえば白米のＧＩ値は八一ですが、玄米では五五しかありません。白米と玄米ではカロリーはほとんど変わらないので、血糖値の上がり方も同じだと思ったら大間違いです。

こうした精白によるＧＩ値の変化は小麦粉でも同じです。パスタやパンは一般的にいうと非常にＧＩ値の高い食べ物ですが、精白していない全粒粉でつくられたパンやパスタのＧＩ値はグッと低くなります。

玄米や全粒パンなどがダイエットにいいといわれる理由も、このGI値の低さにあります。

また、同じ主食で、カロリーもほぼ同じうどんと日本そばですが、GI値はうどんが八五、日本そばは五四と大きく異なります。この場合、うどんが精白粉を使っているということもあり、血糖値の上昇を考えれば、やはり日本そばを選ぶほうが賢い選択といえるでしょう。

また、基本的にはGI値の低い野菜の中にも、ごく一部、にんじん（八〇）やかぼちゃ（六五）など数値の高いものがあるので、そうした食材を知っておくことも大切です。

例外的にGI値の高いものにさえ注意すれば、あとはコース料理をイメージして食べていけば過度な血糖値の上昇は防ぐことができます。

最初の血糖値の急上昇さえ防ぐことができれば、インスリンの過剰分泌も防げるので、糖尿病のリスクを軽減させるのはもちろん、老化や肥満といった健康被害も軽減させることができます。

GI値を知って、おいしい食事を賢く楽しんでください。

カラフルな野菜を食べなさい

体にいい食材の筆頭は、抗酸化力の高い食材です。

代表的なものを三つ挙げると「緑黄色野菜」と「アスタキサンチンを含む魚」と「フルーツ」です。

①緑黄色野菜《カラフルな野菜を一日五種類》

緑黄色野菜というと緑色の濃い野菜をイメージすることが多いのですが、抗酸化力を高めるためには、緑だけでなくいろいろな色の野菜を数多くとることがお勧めです。

緑黄色野菜の抗酸化力の正体は、植物がもつ「ファイトケミカル」です。

ひとくちにファイトケミカルといっても実際にはさまざまです。こうしたさまざまなファイトケミカルは、単体で摂るよりも何種類かのものを同時に摂ったほうが、その効果が高まることがわかっているのです。

ですから、一日に最低五種類、色の異なる野菜をとるようにしてください。ファイトケミカルは植物の色素の成分なので、食べる野菜の彩りがカラフルであればあるほどいろいろな種類のファイトケミカルをバランスよく摂ることができます。
食べ方はサラダでも温野菜でもスープでも、何でもかまいません。一回の食事で五種類そろわないときは、一日でバランスをとるようにしてください。

《抗酸化力の高い野菜》
○緑――ブロッコリー、ほうれん草、ピーマン
○赤――トマト、パプリカ（赤）、にんじん
○黄――かぼちゃ、パプリカ（黄）
○紫――赤たまねぎ、ビーツ、赤かぶ、赤じそ
○その他――にんにく、たまねぎ、長ねぎ、香草類

②アスタキサンチンを含む魚《ピンク色のサーモン》

抗酸化力をもった食材というとほとんどの人が植物をイメージします。それは正しいのですが、じつは魚の中にもとても高い抗酸化力をもつものがあります。

それは、ピンク色が美しい「サーモン」です。

日本の鮭《さけ》はもちろん、ノルウェー産、アラスカ産、スウェーデン産、ニュージーランド産など産地にかかわらずピンク色が美しいサーモンにはアスタキサンチンという抗酸化物質が含まれています。

アスタキサンチンの抗酸化力はとても強く、ベータカロチンの一〇倍、ビタミンEの五五〇倍から一〇〇〇倍にも相当するといわれています。実際、週一回サーモンを食べている人は、食べていない人と比べて脳血管障害を発症するリスクが四分の一になったという研究論文が出ているほどです。

《アスタキサンチンを多く含む魚介類》

◯サーモン

◯甘えび

◯いくら

◯鯛《たい》

③フルーツ《鮮度のいいものをできるだけ皮ごと食べる》

フルーツがもつ抗酸化物質の代表は何といっても「ビタミン」です。中でも「ビタミンA」「ビタミンC」「ビタミンE」の三つです。

ほとんどのフルーツがビタミンを含んでいますが、フルーツによってその量にはかなりの差があります。最近のフルーツは糖度が高いので、食べすぎは血糖値を上げ、肥満になるリスクも高めてしまうので、やはりできるだけビタミンを多く含んでいるフルーツを選ぶことをお勧めします。

《ビタミンを多く含むフルーツ》
○ビタミンA――マンゴー、パッションフルーツ、杏子《あんず》
○ビタミンC――アセロラ、レモン、アサイー、キーウィフルーツ
○ビタミンE――キーウィフルーツ、ブルーベリー、杏子

またフルーツには、ビタミンのほかにも多くの抗酸化物質が含まれています。

野菜やフルーツに抗酸化物質が多いのは、植物が光合成を行っているからです。光

合成を行う植物は、日光とともにたくさんの紫外線も浴びることになります。その結果、フリーラジカルもたくさんできてしまいます。このたくさんできてしまうフリーラジカルから身を守るために、植物は多くの抗酸化物質をもつようになったのです。

ですから、野菜やフルーツの抗酸化物質は紫外線を浴びる皮の部分に多く存在します。**フルーツや野菜を食べるときは、できるだけ皮ごと食べるようにしてください。**皮ごと食べることでより多くの抗酸化物質を摂ることができます。

精神の安定には「トマト」と「かぼちゃ」と「じゃがいも」がいい

前著『体温を上げると健康になる』で、私の身近な人たちからもっとも大きな反響が寄せられたのが、じつはトマトのエピソードでした。

「トマトを毎日たくさん食べていたので、私には反抗期がなかった」というエピソードです。反響の中でもっとも多かったのが、「本当にそんな効果があるの？　あるのなら自分も食べようかな」というものでしたが、中には、トマトが本当にストレスに効くのなら、自分の奥様に毎日食べさせたいという人もいました。

前著でも書いたことですが、ここでもう一度はっきりいっておきましょう。

ストレス軽減にトマトは絶大な効果があります。

トマトの何がストレスを軽減するのかというと「ＧＡＢＡ（Gamma-AminoButyric Acid／ギャバ）」です。

ギャバにはとても大きなメリットが二つあります。

一つは「抗ストレス作用＝精神の安定」です。

ストレスは、体温中枢に誤作動を起こさせ低体温を促進し、免疫力の低下など、さまざまなトラブルを体にもたらしますが、ギャバの豊富な食事をとっていると、同じ量のストレスがあっても精神状態の安定を保つことができます。

では、なぜギャバが精神の安定をもたらすのでしょう。

じつは私たちの脳の中には「ギャバ受容体」というギャバの受け皿があり、そこにギャバが入ると神経の興奮を抑える物質が出る仕組みになっているのです。

精神に安定をもたらすギャバは、私たちの体の中でもつくられています。ギャバがつくられているのは肝臓ですが、肝臓でつくられるギャバの量はあまり多くないうえ、加齢とともに減少していきます。

ギャバのこうした精神安定作用は、ホルモンバランスの乱れによって生じる副腎疲労症候群（アドレナル・ファティーグ）や更年期障害に対しても効果が見られます。

そんなギャバのもう一つのメリットは、「成長ホルモンの分泌」です。

成長ホルモンは、成長期の子どもの身長を伸ばすとても大切なホルモンです。いまの子どもたちは受験戦争の中で、大きなストレスを抱えています。そうした子どもたちの中には、勉強にばかり時間を費やし、成長ホルモンを出す大切な機会である運動や睡眠時間が不足してしまっている子どもも少なくありません。

受験勉強の中、どうしても少なくなりがちな成長ホルモンの分泌を促し、また受験というストレスと戦う助けとなってくれるギャバを含む「トマト」「かぼちゃ」「じゃがいも」は、成長期の受験生を抱える家庭では、毎日の食卓に必ず出していただきたい食材です。

もちろんギャバは、成長期を過ぎた大人にとっても有効です。

ストレス軽減、イライラ解消はもちろん、成長ホルモンによるアンチエイジング効果も期待できるので、ご家庭の平和のためにも、若さを維持するためにもギャバの多

い食品を毎日とることをお勧めします。

《ギャバの多い食材》

○トマト

○かぼちゃ

○じゃがいも

○玄米

「きのこ」「納豆」「ねぎ」が免疫力を高める

免疫力を高めてくれる食材の代表は「きのこ」です。

きのこの中にはベータグルカンという多糖体が含まれているのですが、これがNK細胞やT細胞、マクロファージといった免疫細胞を増やし、免疫力を高めることがわかっています。

さらに、ベータグルカンの中には、ガン抑制機能が報告されているものもあります。

実際、きのこの中でも椎茸《しいたけ》に含まれるベータグルカンの一つ「レンチナン」は、一九九五年に当時の厚生省が抗ガン剤の一つとして認可し、日本でも広く使われています。ベータグルカンは加熱してもその効力が失われることはないので、どのような調理法でもいいのですが、高分子の物質で消化吸収があまりよくないので、調理の際は細かく切ったほうが吸収率が上がると考えられます。また、成分が水に溶けやすいので、スープや煮物に入れたときは汁ごと食べるようにしてください。

きのこ類はカロリーもGI値も低いうえ、次の項で詳述しますが副交感神経を刺激する食物繊維も豊富なので、多くの食材の中でもとくに体にいい食材といえるでしょう。一日一回は必ず、食事のメニューに加えていただきたい食材の一つです。

ほかに免疫力を高める食材としてお勧めなのが、「ねばねば系」と「ねぎ類」です。

ねばねば系というのは、文字どおり糸を引くような食材です。納豆やオクラ、モロヘイヤ、めかぶなどはとくにお勧めです。

ねばねば系の食材の何が免疫力を高めるのかは、じつはまだはっきりとしたことが解明されていないのですが、ねばねば系の食材をとると免疫細胞である白血球の働きが上がることがわかっています。

長ねぎが免疫力を上げることは、昔から生活の知恵として伝わっていました。風邪をひいたときに長ねぎがいいというのは、多くの日本人がご存じだと思います。しかし、長ねぎの場合もねばねば系同様、長ねぎの中のどの成分が免疫に作用しているのかはまだわかっていません。

いま一つ論拠に欠けるようですが、二〇一〇年一月、富山大学大学院医学薬学研究部の林利光教授は、長ねぎが免疫力を高めることを示す研究結果を発表しています。

林教授が行った実験は、まずマウスに一週間、長ねぎの抽出物を経口投与し、その後、インフルエンザウイルスに感染させ、ウイルスがもっとも増殖する感染三日目のウイルス量を調べるというものです。

すると、事前に長ねぎを与えたマウスのウイルス量は、与えられなかったマウスのわずか三分の一に抑えられたという結果が出たといいます。

この結果はマウスのものなので、この三分の一という数字がそのまま人間に当てはまるものとはいえませんが、長ねぎに免疫力を高める力があるということはいえると思います。

《免疫力を高める食材》
○きのこ類――椎茸、舞茸《まいたけ》、アガリクスなど
○ねばねば系――納豆、オクラ、モロヘイヤ、めかぶ、山芋など
○ねぎ類――長ねぎなど

副交感神経を刺激する食材はこれだ!

交感神経の過緊張を原因とする低体温の人が増えているいま、副交感神経を刺激する食材も体にとっていい食材といえます。

では、副交感神経を刺激する食材とはどのようなものなのでしょう。

副交感神経を刺激する食材には、大きく二種類あります。

一つは「食物繊維を多く含む食材」、もう一つは「排泄《はいせつ》反射を促す食材」です。

食物繊維を多く含む食材が副交感神経を刺激するのは、腸管の働きを活性化させるからです。

胃腸系の内臓は副交感神経の支配下にある臓器です。皆さんも、食事をしてお腹《なか》が

いっぱいになったとき眠気を催したことがあると思いますが、あれは食べ物が胃腸に入ったことによって体内の血液が胃腸に集中し、副交感神経が活性化するためです。

つまり、ものを食べるということ自体、副交感神経を刺激する行為ではあるのですが、食物繊維の多い食材は、ほかのものより胃腸にとどまる時間が長いため、より長く副交感神経を刺激することができるのです。

もう一つの副交感神経を刺激する食材「排泄反射を促す食材」も、腸管を刺激するという意味では同じ作用をもたらすものといえます。**便を排泄する動きが促進されるということは、それだけ腸管がダイナミックに動くということなので、副交感神経も強く刺激されるからです。**

排泄反射とは、もともとは、体に侵入した異物をいち早く体外に排泄するための反応です。傷んだものを食べたときに下痢をするのも排泄反射の一つです。

でも、この場合の排泄反射を促す食材とは、下痢を起こさせる食材という意味ではありません。もっとずっと軽い刺激で、便を排泄する働きを促進するものという意味です。

具体的にいうと、唐辛子やわさびなどの辛いものや、ゴーヤやふきのとうなど苦味のあるもの、ほかにもねぎ類や生姜《しょうが》、お酢なども効果があります。

《副交感神経を刺激する食材》
○食物繊維の多い食材——豆類、ごぼう、海藻類、きのこ類
○排泄反射を促す食材——唐辛子、わさび、ゴーヤ、お酢、生姜

人間の体は悪玉菌さえ必要としている

副交感神経を刺激する食材が体にいいのは、免疫細胞の多くが腸にいることと深く関わっています。私たちの体は約六〇兆個の細胞からなりますが、免疫細胞の数はその約三〇分の一の約二兆個。その約七割が「腸管免疫」といって腸にいるのです。

食べ物の通り道である胃腸は、体にとっては外界と接する、いわば最前線の「国境」地帯です。胃腸に入ってきたものが有害か無害か、つねに厳しいチェックが行われています。

そうしたチェック機能を支えているのが、じつは腸内細菌です。

私たちの腸には、「腸内細菌」と総称される多くの常在菌が共生しています。その数は約一〇〇兆、私たちの体を構成するすべての細胞の数より多くの腸内細菌が、私たちの免疫機能を支えてくれているということです。

腸内細菌は、「善玉菌」と「悪玉菌」と「日和見菌《ひよりみ》」と呼ばれる三種類の細菌から構成されます。善玉、悪玉という呼び方がされるせいだと思いますが、多くの人はすべてが善玉菌になるのがいいと思っているようですが、それは違います。

悪玉菌と呼ばれる腐敗型の細菌も、私たちの体は必要としているのです。

では、なぜ「悪玉」と呼ばれるようになったのかというと、腐敗型の細菌が増えすぎると腸内での腐敗が進み、その結果毒素が発生し体に健康被害を与えるからです。

腸内細菌もまた、「バランス」が大切なのです。

理想的な腸内細菌のバランスは「善玉菌」と「悪玉菌」と「日和見菌」の数が、「二対一対七」の割合だとされています。

こうした腸内細菌のバランスは、日々の食事やストレス、生活習慣などで実際にはとてもダイナミックに変化しています。

人は、お母さんの胎内にいるときは、一つの腸内細菌ももちません。最初に細菌が体内に入るのは、産声を上げたときです。呼吸とともに空気中の細菌が入り、母乳とともに最初の善玉菌「ビフィズス菌」が住み着きます。

腸に悪玉菌が住み着くようになるのは、離乳食を始めたころからです。赤ちゃんのお世話をしたことのある人はご存じだと思いますが、赤ちゃんのうんちが大人のそれのように臭くなるのは離乳食を始めてからです。このにおいの変化が、腸内細菌に悪玉菌が加わったしるしです。

腸内細菌は、食事やストレス、薬の服用などで日々変化するので、善玉菌優位の腸内環境をつねに保つためには、善玉菌を含む食事を積極的にとることが必要です。

「生きた乳酸菌」を摂ってもほとんど意味はない

その積極的に摂るべき善玉菌の代表が「乳酸菌」です。

最近はプロバイオティクスといって、「生きたまま腸に達する」ことを売りにした乳酸菌を含む商品が人気です。私も患者さんからその効果を尋ねられることが多く、乳酸菌を日々の食事で多く摂ることはお勧めしていますが、とくにプロバイオティクスの商品を勧めることはありません。

実際、私は乳酸菌を毎日摂っていますが、高価なプロバイオティクス商品のものはとっていません。

なぜなら、効果に差がないからです。

プロバイオティクス商品は、「生きたまま」と謳《うた》い、それがいかにも腸にいいことのように思わせていますが、腸にとって大切なのは、じつは乳酸菌の生死ではなく「量」なのです。

それに、生きたまま腸に達したとしても、実際にはその乳酸菌の「活性」は失われてしまっています。プロバイオティクスを謳った商品では、菌の生死だけで「活性」については何も語っていません。

本来「プロバイオティクス」とは、人体にいい影響を与える微生物を意味する言葉で、ごく普通の食品に入っている乳酸菌、つまり腸に届く前に胃酸で死んでしまう乳酸菌に対しても用いられていた言葉です。

乳酸菌は生きていようが死んでいようが効果に差はありません。それよりは「量」が重要なのです。

では、なぜ「量」が必要なのでしょう。

一つには欧米型の食生活の普及によって、腸内細菌のバランスが悪玉菌増加傾向にある人が多いからです。増える悪玉菌に対抗するための「数」ということです。

でも、もう一つ、私が乳酸菌の「量」を重視する理由があります。それは先にリンパマッサージのところで述べた免疫細胞の一つ「樹状細胞」との関係があるからです。

すでに述べましたが、樹状細胞とは、免疫細胞の中でもガン細胞を特別に攻撃する特異免疫「ＣＴＬ」を指導する司令官のような細胞です。そのため、樹状細胞が活性化すればするほど、特異免疫の能力が向上し、結果的に免疫力が上がるといえます。

じつは、大量に乳酸菌を摂ることで、この樹状細胞が増えることがわかっているのです。

その秘密は小腸に存在する「パイエル板」と呼ばれる小さな穴状のくぼみにあります。じつは、このパイエル板に乳酸菌が入ることによって、樹状細胞が活性化するのです。

でも、問題が一つあります。それは、パイエル板は、長さ約六メートルにも及ぶ小腸の中にわずか一〇か所から一五か所しか存在しないということです。

数少ないパイエル板に乳酸菌が入る確率を上げる方法は「量」に頼るほかありません。どれぐらいの量の乳酸菌を摂れば効果が望めるのか、残念ながらそれについての研究論文は出ていません。

しかし、乳酸菌の量が増えれば、それがパイエル板に入る確率は間違いなく上がります。宝くじと同じです。たくさん買えば買うほど当たる確率は高くなります。でも、確実に当たる方法などありません。それでも、そもそも宝くじを買わなければけっして当たらないように、乳酸菌も摂らなければパイエル板に乳酸菌が入ることもなくなってしまうのです。

日本古来の健康法「乾布摩擦」が効く理由

運を天に任せたずいぶんと頼りない健康法だと思った方には、もっと確実に樹状細胞を活性化させる方法もあるので、ご紹介しましょう。

樹状細胞を確実に活性化させるもう一つの方法。

それは「乾布摩擦」です。

樹状細胞は、皮膚にある免疫細胞「ランゲルハンス細胞」を刺激することでも活性化するのです。そして、ランゲルハンス細胞を刺激するもっともよい方法が、日本古来の健康法「乾布摩擦」だったのです。

じつは、このことを知ったとき、私は長年抱いていた疑問が一つ解けたのです。私が長年抱いていた疑問とは、「父はなぜ風邪をひかないのか」ということでした。

私の父は、前著でも少し触れましたが、私にとっては怖い存在でした。たまには風邪などひいて弱ったところを見せないかな、と子ども心に思ったこともあったのですが、なぜかまったく風邪をひかないのです。風邪だけではありません。私は父が寝込んだ姿を見たことがないのです。

その父が毎日行っていたのが「乾布摩擦」でした。

父は毎朝五時半に起きて、三十分ほど近所を歩き（私が子どものころは走っていたようです）、家に帰ってくると朝風呂に入り、そのあと乾布摩擦をするということを、雨の日も風の日も、本当に三百六十五日、毎日規則正しく続けていたのです。いえ、六十五歳のいまも続けているのです。

ですから、乾布摩擦がランゲルハンス細胞を刺激し、樹状細胞を活性化させ、免疫力を向上させるというデータを見たとき、真っ先に父のことを思い出し、それと同時に乾布摩擦の効果を確信したのです。

ランゲルハンス細胞を刺激するためには、ある程度の圧力は必要ですが、あまり強すぎてもよくありません。いろいろな方法が調べられたようですが、日本手ぬぐいを使った乾布摩擦の圧力がちょうどよい刺激だったといいます。

このことがわかって以来、私も父を見習って毎日乾布摩擦を――、といいたいところですが、実際には父のように毎日規則正しく続けることはできていません。ですから私は、毎日乾布摩擦を続けている父を尊敬しつつ、毎日乳酸菌を多めに摂って、それがパイエル板にうまくはまってくれることを天に祈っているのです。

摂取カロリーを減らすと寿命が延びる

ここまで、食事がもたらす健康効果について述べてきました。その締めくくりとして、最新の医学情報から、「寿命を延ばす食事方法」についてお話ししましょう。

第二章で少し予告を打っておいた「カロリーリストリクション」についてです。

「カロリーリストリクション」といちいち表記するのは冗長なので、以下は略して「カロリス」とさせていただきます。

カロリスとは、直訳すると「カロリー制限」ということです。ただし、たんにカロリーを減らせばいいというものではありません。糖質・脂質・タンパク質・ビタミン・ミネラルという五大栄養素のバランスを維持したまま、摂取カロリーを約七割に抑えることが条件です。

栄養バランスのよい状態でカロリーを約七割に抑えた食事を続けていると、スイッチがオフになったまま眠っていた長寿遺伝子「サーチュイン」のスイッチが入り、寿命を延ばすことができる、これがカロリスです。

カロリーを制限すると寿命が延びるのではないか?

寿命とカロリーの関係が研究者の注目を浴びたのは、いまから八十年近くも前、一九三〇年代のことでした。その発端は、アメリカのコーネル大学の研究者らが、カロリーを制限したマウスの寿命が約四〇%も延びたと発表したことでした。多くの研究者がこの結果に注目し、いろいろな動物で実験を試みました。

すると、延命効果の度合いには違いがあるものの、さまざまな生物でカロリー制限によって寿命が延びることが確認されたのです。

線虫で一・五倍、ミジンコは一・七倍、マウスは一・三倍、クモは一・八倍、熱帯魚のグッピーは一・四倍と、いずれもカロリー制限によって寿命が延びたことが確認されています。

そして二〇〇九年七月、科学雑誌『サイエンス』に、霊長類の実験結果が報告されました。

実験を行ったのはアメリカのウィスコンシン大学、実験の開始は一九八九年とされているので、報告された時点で二十年にも及ぶ壮大な実験です。

当初、三〇匹の大人のアカゲザルを使って始まったこの実験は、一九九四年にさらに四六匹が追加され、現在もまだ実験は続けられています。

ここまでの実験結果をまとめると、カロリー制限をしたサルは、ガン、糖尿病、心臓疾患、脳萎縮《いしゅく》が見られる頻度が、カロリー制限を行っていないサルと比べて驚くほど低く、毛のつややや顔のしわなど見た目の違いも明らかだといいます。

また、実験途中で死亡したサルの死因を究明したところ、加齢に関わる原因で死亡したサルの数は、カロリー制限をしていないサルでは三八匹のうち一四匹にも及んだのに対し、カロリー制限をしたサルでは三八匹中わずか五匹でした。

まだ人間での明確な結果は出ていませんが、カロリー制限がインスリンの分泌量を抑え、ミトコンドリアの負担を軽減し、さらにはアンチエイジングホルモンの一つ「ＤＨＥＡ」の数値を上げるということはすでに明らかになっています。

インスリンの分泌量が低く抑えられれば、老化が防げるとともに体脂肪の蓄積が起こらず、内臓脂肪からフリーラジカルが発生するのを防ぐことができるので、充分なアンチエイジング効果が期待できます。

また、摂取カロリーが少ないと、少ない原材料で効率的にエネルギーを生産できるようになるので、ミトコンドリアの負担が減り、ミトコンドリアの負担が減るとフリーラジカルの発生が低く抑えられ、遺伝子のコピーミスが起きるリスクが低減します。

「ＤＨＥＡ」は、長寿の人を調べると皆、その数値が高い傾向を示すホルモンです。そのため、この数値が高くなることは長寿を意味するといわれています。現時点では、この数値が高くなると長寿になるのか、長寿だと数値が上がるのか、その因果はまだ明確になっていません。しかし、長寿の人のＤＨＥＡが多いということははっきりしています。

このように見ていくと、まだ状況証拠ではありますが、人間の場合も間違いなくカロリスが寿命を延ばすと言い切っていいと私は考えています。

では、摂取カロリーを七割にするとは、具体的にいうとどの程度のカロリーになるのでしょうか。

その数値は一日の標準カロリー摂取量から求められます。

標準カロリー摂取量は、自分の身長とその身長の標準体重から割り出すことができます。ちなみに標準体重の基礎データとなっているのは「ＢＭＩ（Body Mass Index／ボディマスインデックス）」です。自分のＢＭＩ数値は以下の式で求められます。

ＢＭＩ＝体重（kg）÷｛身長（m）×身長（m）｝

成人の場合、このＢＭＩの数値が十八・五から二四の範囲が「標準」とされていますが、標準摂取カロリーはＢＭＩを二二として計算していますので、標準体重を求める式は以下のようになります。

標準体重（kg）＝身長（m）×身長（m）×二二

こうして求めた標準体重に、労働の強度に合わせた体重一キロ当たりの必要エネルギーをかければ、あなたの一日の標準カロリー摂取量が求められます。

【生活活動量による必要エネルギー】

○寝たきり・入院などほぼ安静状態の人――二〇キロカロリー
○高齢者・室内生活者――二五キロカロリー
○標準的な会社員・主婦――三〇キロカロリー
○農業従事者など――三五キロカロリー
○肉体労働者・重労働者――四〇キロカロリー

私の場合で試算してみると、身長が一七〇センチなので、標準体重は六三・五八キロ。それに標準的な会社員の必要エネルギー三〇キロカロリーをかけると、一日の標準摂取カロリーは一九〇七・四キロカロリーとなります。

約一九〇〇キロカロリーと考えて、その七〇％というと、一三三〇キロカロリーとなります。

成人男子としてかなりきつい数字ですが、このカロリーでしかも栄養バランスのいい食事をしていれば、長寿遺伝子「サーチュイン」が発現して、寿命が延びるというわけです。

子どもがやってはいけない健康法

非常に高い健康効果が望めるカロリスですが、欠点もあります。

カロリスの唯一にして最大の欠点は、体温が下がってしまうことです。ミトコンドリアにかかる負荷が低くなるということは、それだけエネルギー効率がよくなるということですが、少ない原材料で効率よくATPをつくるようになると、どうしても低体温になってしまうのです。

低体温になれば、血行が悪くなったり、酵素の力が低下したりするため免疫力が低下することは避けられません。

では、この問題をどう克服したらいいのでしょう。

結論からいえば、対処法は三つです。

まず一つ目は、温かい食事をとること。これは体にいい食事の基本としてすでにお話ししたことですが、カロリスを実践する場合は、とくに冷たい食事は避け、なるべく体の中から温まるような食事をすることが重要です。抗酸化力の強い野菜と免疫力を高めるきのこを入れた温かいスープなどはとくにお勧めです。

二つ目は、外側から体を温める方法です。つまり、毎日お風呂に入り、体を芯《しん》から温めるようにすることです。

お風呂の適温は四一度。体温が下がっていると、お湯を熱く感じやすいので、四一度がつらいという人は、低めの温度設定で入浴し、じっくり温まることで体温を上げ、最終的に四一度のお湯で体を温めてから出るようにするといいでしょう。

そして、三つ目の方法は、適度な運動をすることです。

カロリスを実践していると、どうしてもエネルギーが不足しがちになるので、ハードな運動は避けたほうが安全ですが、ウォーキングやドローイン、腹式呼吸などはインナーマッスルを鍛えてくれるうえ、体温アップにも効果があるので、適度な範囲内で毎日行っていただきたいと思います。

カロリスはたしかに、長寿遺伝子のスイッチを入れるという意味ではすばらしい健康法です。でも、成長期の子どもにはまだ必要のない健康法であることは、お伝えしておきたいと思います。成長期の食べ盛り、育ち盛りの子どもには、カロリスはまだ必要ないのはもちろん、成長を妨げるおそれさえあります。

じつは、私はこれまでにカロリスに六回挑戦しているのですが、いずれも挫折しています。

成人している私でさえ、カロリーを必要量の七〇%に抑えるというのは、それほどつらいことなのです。

私がカロリスを実践していて一番困ったのは、覇気が失われてしまうことでした。食事の量が少ないこともつらくないといえばうそになりますが、それはまだ我慢ができました。でも、やる気や覇気が失われてしまったのには、危機感をもちました。

私は現在三十八歳ですが、それでもまだカロリス生活は早いのかもしれません。

六十五歳を境に、健康法を変えなさい

じつは、本書を書きはじめた当初、私はこのカロリスについてどのように書くのが望ましいのか、悩んでいました。

なぜなら、自分が何度もトライしていながら挫折してしまった健康法だからです。自分ができないことをどのように紹介すればいいのか、悩んでいたのです。

加えて、本書ではもう一つの悩みを抱えていました。それは免疫の主役ともいうべきT細胞と胸腺《きょうせん》の関係についてです。

すでに述べたとおり、T細胞を成熟させる胸腺は、誰《だれ》でも六十五歳になると完全に脂肪化してその能力を失ってしまいます。六十五歳以降はそれまでの生活で貯蓄したT細胞に頼るしかなくなってしまうのです。

こうした事実があるからこそ、できるだけいい睡眠をとり胸腺を刺激する生活を送ることを提唱しているのですが、そこには現在すでに六十五歳を過ぎてしまっている人はどうすればいいのか、という命題が横たわっていました。

この二つの命題を解くことが、本書における私の課題だったのです。

はっきりとした答えが見つからないまま原稿に取り組みだしたのですが、書いていくうちにその答えは見つかりました。

問題は私の視野にあったのです。

この二つの命題が解けなかったのは、それぞれを別の問題として答えを探していたからでした。少しだけ視野を広げてみれば、答えは自分自身の言葉の中にすでにあったのです。

私は本書の中でフィジカル・トライアングルという言葉を使い、運動と食事と睡眠のバランスが大切だということを訴えました。それと同時に、健康の問題は、アンチエイジングのために、病気予防のために、と分けて考えるようなものではなく、その原因は同じなのだから、多角的にものごとをとらえ「体にいいこと」を見極めることが大切だと述べてきました。

この二つの命題も、一つのものとして見ればよかったのです。

つまり、カロリスは、胸腺が萎縮してしまう六十五歳以降の人にこそ福音となる健康法だということです。

若い人や働き盛りの人には、必要量の七〇%という過酷なカロリー制限はつらさとデメリットをもたらしますが、六十五歳を過ぎた人にとってはそれほど過酷なものとはなりません。なぜなら、人は高齢になると自然と脂っこいものが食べたくなくなったり、食事の量も少なくて足りるようになっていくからです。

それに、社会的にも六十五歳というのは、たいていの場合現役をリタイアする年齢なので、働き盛りに求められるような仕事における馬力は必要なくなるからです。現役時代は、不規則な生活も接待での会食も、そして寝不足も、ある程度は避けることのできないものです。極端なことをいえば、健康より仕事を優先しなければならないことがあるということです。

いま、仕事という言葉を使いましたが、なにもこれは社会で働く人にかぎったことではありません。家庭で子育てに専念している人であっても、育児のためには自分の健康を犠牲にしなければならない場面がたくさんあります。

そのいい例が、乳児への授乳です。乳児を抱えたお母さんは、数時間おきに子どもに授乳しなければなりません。しかも子どもに与えるお乳は、ほぼ血液と同じ成分です。つまり、ろくに睡眠時間もとれない状況で、みずからの血をわが子に飲ませているようなものなのです。そんなときにカロリスなどできるはずがありません。

でも、リタイアすれば、規則正しい食事と規則正しい生活リズムを守るという、自分の健康を第一とした生活を送ることが可能です。

若い働き盛りのときは、できるだけいい食事をしっかりととり、運動も適度な範囲内で積極的に行い、質のいい睡眠を心がけて胸腺を刺激する。そして仕事もバリバリと精力的に行う。イメージとしてはジェット機です。

それに対して、リタイアした六十五歳以降は、まずは自分の健康を最優先し、年齢にふさわしい適度な運動と質のいい睡眠を規則正しい生活の中でとり、加えて失われた胸腺の機能を補うものとして、サーチュイン遺伝子を発現させるようカロリスを実践する。イメージとしては同じ飛行機でもグライダーです。

人生における最優先事項は、年齢によって変わるのが自然の摂理だということではないでしょうか。

若いときには若いときの健康法が、高齢者には高齢者にふさわしい健康法があるのです。そういう意味で、カロリスは高齢者にとってのすばらしい福音だと私は考えています。

これまでにカロリスで六回挫折した私ですが、七回目は挫折しない自信があります。なぜなら、七回目の挑戦は、六十五歳を過ぎてからにしようと思っているからです。

長寿遺伝子を発現させる「赤ワインの秘密」

カロリスの実践はむずかしいけれど、どうしても長寿遺伝子を発現させたい。とても六十五歳まで待っていられない。

そんなわがままな方にもじつは福音となる最近の研究があります。

そのことがわかったきっかけは「フレンチ・パラドックス」と呼ばれる現象でした。

皆さんはフレンチ・パラドックスという言葉を聞いたことがありますか？

これは昔から、食事と健康の関係を調べている研究者を悩ませているある現象のことです。

皆さんはフランス料理というと、どのようなものをイメージしますか？

たぶんほとんどの方が高脂肪、高カロリーの料理をイメージすることと思います。

これは間違いではありません。実際フランス料理は生クリームやバターをふんだんに使ったソースに代表される、こってり系のメニューが多いのです。

では、そうした食事を日常的に続けていたらどうなると思いますか？

これもほとんどの人が正解だと思いますが、肥満を招くとともにさまざまな病気になりやすくなります。

ところが、年間の一人当たりの肉消費量はヨーロッパで一番、乳脂肪消費量も平均以上なのに、なぜかフランス人の健康状態は、ほかのヨーロッパ諸国の人たちよりいいのです。

実際に、高脂肪・高カロリーの人ほどリスクが高い虚血性心疾患による死亡率は、フランスがヨーロッパで最下位、その数はヨーロッパ諸国と比べると、イギリスの三分の一以下、ドイツの約二分の一という低さなのです。

なぜ他国より高脂肪・高カロリーの食事をとっているのにフランス人はそれが病気に結びつかないのか。これが「フレンチ・パラドックス（フランスの逆説）」と呼ばれる、多くの研究者を悩ませてきた謎《なぞ》です。

じつは、この不思議な現象はカロリスで発現する長寿遺伝子「サーチュイン」がもたらしていたのです。とはいえ、一般のフランス人がカロリスを行っていないのは明らかです。

では、カロリスのかわりに何がサーチュイン遺伝子のスイッチを入れていたのでしょう。

答えは、なんと「赤ワイン」でした。

お勧めは「ラム肉、じゃがいも、にんじん」の三点セット

サーチュイン遺伝子を発現させたのは、赤ワインに含まれている「レスベラトロール」というポリフェノールの一種でした。これはお酒の中では赤ワインにしか含まれていません。同じワインでも白ワインには含まれていません。

赤ワインはお酒です。アルコールが健康にとってよくないことはすでに述べたとおりです。フランスは世界でもトップの赤ワイン消費国です。高脂肪・高カロリーの食事に、アルコール。まさかこの体に悪いもの同士の組み合わせが長寿遺伝子の発現に関わっていたというのですから、これはまさに驚きの研究成果でした。

ここまで読んで「やった、赤ワインをがぶ飲みできる」と思ったお酒好きの方、早合点してはいけません。

ここからが大切なところです。

サーチュイン遺伝子を発現させるためには、飲む赤ワインの量が重要なのです。

飲んでいいのは「グラス一杯の赤ワイン」だけです。

大目に見たとしても、ワイングラス二杯までが限度。それ以上飲むと、アルコールによる健康被害のリスクのほうが大きくなってしまうので、くれぐれも飲みすぎには注意してください。基本的にアルコールが体にとって毒であることは、たとえ赤ワインであっても変わりません。

では、お酒を飲めない人はどうすればいいのでしょう。

レスベラトロールは、ぶどうの皮に含まれているポリフェノールなので、ぶどうを皮ごと搾ったジュースを飲むと赤ワイン同様の効果が得られます。

ほかの身近な食材でレスベラトロールを含んでいるものというと、落花生のうす皮がそうですが、渋みもありそのまま食べるのはあまりおいしくないので、やはりぶどうのジュースがいいでしょう。ジュースの場合も、透明なタイプのものにはレスベラトロールは含まれていません。赤いぶどうジュースを飲むようにしてください。

先に、食べる順番のところでコース料理がインスリンの過剰分泌を防ぐうえでとても理にかなったものであるというお話をしました。

それにこのレスベラトロールの話を組み合わせると――、もしかしたら高脂肪・高カロリー・高価格と三拍子そろった「三高料理」として近年敬遠されていたフランス料理が、じつはとても体にいい食事だったといえるのではないか、そんな思いがしています。

ちなみに私が考える最強の洋風料理は、カルニチンを多く含むラム肉、ギャバを多く含むじゃがいも、コエンザイムQ10をたくさん含むにんじんという三点ベストセットをいっしょに食べられるメニューです。これにグラス一杯の赤ワインをつけると、より強力な組み合わせとなるでしょう。

なぜカルニチンを含むラム肉がよいかというと、カルニチンにはミトコンドリアの脂肪燃焼作用を助ける効果があり、ダイエットによいからです。

余談ですが、モンゴル出身の力士が強いのは、ラム肉をよく食べているからではないかと、私は考えています。

さて、昔から知られているフレンチ・パラドックスが、ポリフェノールの一種であるレスベラトロールや、長寿遺伝子のサーチュインといった最新の科学で説明されはじめていることをお話ししました。

このように、私は前著から続く「体温を上げると健康になる」というテーマを通して、昔から知られている伝統的な健康法について、運動、食事、睡眠という切り口から科学的・実践的な内容をお伝えしていますが、近年、これらの体温を上げる生活習慣についても、最新の科学のメスが入りつつあります。

そもそも「体温を上げる生き方」というのは、第三章に出てきた基礎代謝、ミトコンドリアによる好気性代謝と深く関わっていて、これらを強化するには「アミノレブリン酸」という特殊なアミノ酸が欠かせません。

このアミノレブリン酸が、ミトコンドリア、さらに詳しくいえばミトコンドリアの電子伝達系を強化するアミノ酸として、いま最新の研究が進められているのです。

驚くべきことに、ガン細胞と正常細胞とではエネルギー利用の仕組みが違うという性質を生かして、このアミノレブリン酸をガンの診断や治療に利用する方法が考えられています。

私の親しい研究者たちが懸命にこの分野の研究をしているところなので、近い将来には最新の成果をご紹介できることでしょう。

年をとるにつれて早起きになる一番の理由

ここまで多くの言葉を費やしてきた「運動」「食事」と同じぐらい大切なのが「睡眠」です。睡眠の質がいいか悪いかで、私たちの体は大きく変わります。

現在、多くの人が何らかの睡眠障害を抱えています。

疫学的調査では日本の全人口の約二〇％が何らかの睡眠障害を抱えているというデータが出ていますが、これはあくまでも病的なもので、いわゆる睡眠不足も合わせると、おそらく日本人の半数は睡眠障害を抱えているといっても過言ではないと思っています。

働き盛りの人など、いわゆる忙しくて充分な睡眠時間をとれないというケースを除くと、睡眠障害には以下の四つの種類があります。

①入眠障害――なかなか寝つくことができない

②中途覚醒《かくせい》――夜中に何度も目が覚めてしまう
③早朝覚醒――朝早くに目が覚めてしまう
④熟眠障害――眠りが浅い

これらの睡眠障害には、それぞれ原因があります。まず①の入眠障害の主原因は、不規則な生活リズム、長時間の昼寝、電磁波による障害が挙げられます。

人間の体には体内リズムというものがありますが、これは太古から綿々と続いてきた人間の生活リズムがつくりあげたものです。人間が深夜も活発に活動するようになったのは、多く見積もっても、たかだかここ百年のことです。それまでの何万年もの間、人間は朝日が昇ると起きて活動し、夕日が沈むと休むという生活をしてきました。

何万年もかけて刻まれたそうした体内リズムは自律神経のリズムをつくりだし、夜暗くなると副交感神経支配、朝五時ごろになると交感神経支配というスイッチングが備わりました。こうした体内時計は、睡眠のリズムと連動することで整えられるようになっています。

海外へ行ったときなど、移動した当初はこの体内リズムが狂うので「時差ボケ」に苦しみますが、数日現地で過ごすと、自然と時差ボケは治ります。これは、睡眠のリズムに合わせて体内時計がある程度リセットされるからです。
しかし、見せかけの体内リズムはリセットされても、変わらないものもあります。
その一つがホルモンの分泌リズムです。

体内で分泌されるホルモンには性ホルモンなどいろいろなものがありますが、その中の一つに睡眠の質と大きく関わる「メラトニン」があります。前にも述べましたが、メラトニンが分泌されるのは、夜の十時から深夜二時までの四時間です。

これは長く夜型の生活を続け、すっかりそれが自分の生活リズムになっているという人でも変わりません。

ところが、必ず時間に合わせて分泌されるメラトニンですが、眠っていないと充分な量が分泌されないのです。

ですから、不規則な生活や夜型の生活でこの時間帯に眠っていない人は、充分なメラトニンが得られず、睡眠の質がどんどん低下していってしまうのです。

じつは③の早朝覚醒の主原因もメラトニンの不足です。**よく、年をとると朝早くに目が覚めてしまうといいますが、それは、加齢によってメラトニンの分泌量が低下してしまうことが原因です。年をとると寝つきが悪くなるのも、同様の理由です。**

では、どうすればメラトニンを増やすことができるのでしょう。

もっとも効果的なのは、メラトニンの出る時間帯、つまり夜の十時から深夜二時の四時間を眠った状態で過ごすことです。

それに加えて、朝目覚めたときに日の光を浴びること。朝、自律神経のスイッチが切り替わるときに日の光を充分に浴びると、「セロトニン」という神経伝達物質が出ることがわかっています。**じつはこのセロトニンが、夜寝たときにメラトニンの原料となるのです。**

交感神経が優位になる時間帯に、きちんと体を目覚めさせること。それが副交感神経支配の時間帯に質のいい睡眠を得る基本なのです。

さらにもう一つ、充分な量のメラトニンを出すために必要な条件があります。

それは、「真っ暗な環境で眠る」ということです。

よく部屋の明かりをつけたまま眠るという人がいますが、たとえ豆電球であっても、「明かり」が灯《とも》っていたらメラトニンの分泌量は低下します。

必ず部屋の明かりをすべて消して、夜であっても窓の外の明かりが入らないように雨戸を閉めるか、遮光のカーテンをして真っ暗な環境で眠るようにしてください。

人間の体はすばらしい謎に満ちている

医学は日進月歩を続け、どうすれば健康を維持できるのか、どうすれば若々しさを保つことができるのか、どうすれば病気を治すことができるのか、いろいろなことがわかるようになりました。

本書では最新の医学トピックスも含め、そうしたものの中から、ふだんの生活で心がけていただきたいこと、実践できることをご紹介してきました。

このようにまとめると、ずいぶんといろいろなことがわかってきたようですが、私たちの体はまだまだ神秘に満ちています。

その一つが、いまの医学では「奇跡」としかいいようのないような病気の完治が、ときとして現実に起きることです。

皆さんもどこかで、末期ガンで回復の可能性はもうないといわれていた方が奇跡的に完治したという話を聞かれたことがあるのではないでしょうか。

これは現代医学では説明できません。

現代医学に携わる者としては、奇跡としかいいようがないのです。でも、こうした奇跡は実際にいろいろな人が経験しています。じつは、私の患者さんの中にもこのような奇跡を起こした方がいます。

その方と出会ったのは、いまから八年前の二〇〇二年のことです。

私が診たとき、四十代後半のその方はすでに大腸ガンが肝臓に転移し、手術ができるかできないか、非常に判断がむずかしい深刻な状態でした。腸管内の閉塞《へいそく》がかなり進行しており、手術をしなければ腸閉塞を起こしてしまうが、ガン転移が起きている患者さんの手術は大きなリスクを伴うことも明らかでした。

まだ若かった私は、現時点での最高の治療を受けたいというその方を、ＵＣＬＡの大腸ガンの権威のドクターに紹介しました。ドクターの判断は一刻も早く手術したほうがいい、というものでした。しかも、手術が成功したとしても、完治はむずかしいかもしれないというのです。

驚いたのは、ドクターのそうした言葉を聞いたその方が、自分の命と向き合った結果、「手術を受けない」という選択をしたことでした。

なぜ彼が手術を拒否したのか、私にはわかりません。

もしも、私が彼の立場だったら、間違いなく手術を選択していたでしょう。いまでもその思いは変わりません。

でも、彼は手術を選択しませんでした。

私はそこに強い意志を感じましたが、それは治ることを期待してのことではなかったと思います。彼にはっきりと確認したわけではありませんが、それは、どちらかといえば、残された人生を自分らしく生きるための選択だったのだと思います。

そして、現代医学の治療を断ったその方は、断食と腸内洗浄を行ったのです。腸の中をすっかりきれいにした彼は、その後「良質の水」を飲みつづけました。

さらに、それまでの欧米型の食事をやめ、良質の野菜を中心とした食事に切り替えたのです。

結果、彼のガンは原発巣も転移もすべてが消え、完治したのです。

これを現代医学で説明することはできません。

現代医学では、腸内洗浄がいいことは理解できます。良質な水がいいことも説明できます。欧米型の食事を野菜中心にしたことが体にいい影響を与えることも事実です。

しかし、だからといってそれらがあそこまで進行したガンを完治させることができ

ると は言い切れません。

事実、ガンになってそうした代替医療によるガンの克服を目指している方はたくさんいらっしゃいますが、そのすべてがガンを克服できているわけではありません。

なぜ彼がガンを克服できたのか。

その理由を説明することはできません。

説明できない以上、それは「奇跡」と呼ぶしかないのです。

でも、その奇跡はドラマや小説の中の出来事ではありません。現実に起きていることなのです。

私たち人間の体は、まだまだすばらしい謎に満ちています。

今回ご紹介したカロリスが奇《く》しくも「腹八分に医者いらず」という古くからの諺《ことわざ》の正しさを立証したように、先人たちの知恵の中に、そうした謎を解くヒントが眠っている可能性も大いにあります。

命の前に謙虚になり、先人たちの知恵を侮らず、いま自分たちが得た知識を生かすことにたゆまぬ努力をすること。それがこのかけがえのない「命」をいただいている私たちの義務ではないでしょうか。

もちろんこれは医師である私にとっても同じです。

私はまだまだ未熟であり、できることはけっして大きなことではありません。そんな私が、本書を通して多くの方と知恵と努力を分かち合えたことを、いまとても幸せに感じています。

最後まで読んでいただきありがとうございました。

本書が皆様の健康の一助となることを心から願っています。

おわりに

二〇〇九年五月六日。

私はこの日を生涯忘れることはないでしょう。

なぜなら、すばらしい「奇跡」が私自身に起きた日だからです。


その日の朝、私は少しの緊張と大いなる意欲を胸に、病院の診察室に入りました。新たに自分の職場となったその部屋で、第一号の患者さんを迎えるためです。

カルテにはすでに目を通してあります。

その患者さんは、不定愁訴に悩まされ、ガンを懸念して精査入院をされた方でした。

検査の結果、幸い大きな疾患はなかったのですが、睡眠薬を筆頭にさまざまな薬を長年常用していたため、極度の交感神経過緊張状態に陥っていることがわかりました。

体温は明らかな低体温。喫煙習慣もあるので、不定愁訴から解放されるためには、生活習慣の大幅な改革が必要でした。

そこで、退院するにあたり、検査結果とその後の治療方針を、そこからその患者さんを担当する私が説明することになったのです。

生活習慣の改善には本人の理解とやる気が必要不可欠です。かぎられた時間の中でどこまで患者さんの心を動かすことができるのか、久しぶりの保険診療に自分の実力が試される思いがしていました。

深呼吸を一つしてから、私はマイクに向かってカルテに書かれていた患者さんの名前を呼びました。にっこり、笑顔で迎えるつもりでした。

ところが、私の呼びかけに応《こた》えて診察室に入ってきた女性を見たとき、私は思わず驚きの声を上げそうになってしまいました。

患者として入ってきた女性も、「信じられない」という表情で私を見つめています。

「先生！」

「ま、真嗣《まさし》!?」

その女性は、私が人生において大切なことをたくさん学んだ緑星囲碁学園の恩師だったのです。

十七年ぶりの、予期せぬ再会でした。

「何があっても、真嗣にだけは診てもらいたくないわ」

「僕だってイヤですよ。先生に診てなんていわれたら、プレッシャーで僕のほうがおかしくなってしまいます」

医学部に入学して二年目、二十歳のときに先生と何度も交わしたそんな会話が私の脳裡《のうり》に甦《よみがえ》っていました。


父に命じられ、私は小学校四年生のとき、いやいや緑星囲碁学園に入りました。本当は囲碁などやりたくなかったのですが、父が怖くて逆らえなかったのです。

でも、そんな父より怖かったのがその先生でした。

当時の私は、世の中で何が怖いといって、その先生と緑星囲碁学園の代表の菊池康郎先生が何より怖かったのです。

怖いといっても、それはいわゆる「恐怖」とは少し違います。当時は自分でもわかっていませんでしたが、いまにして思えば、それは神様に感じるような怖さ、「畏怖《いふ》」とでもいうべき怖さでした。

そんな神様のように思っていた先生がいま、患者として私の目の前に座っているのです。

「真嗣……、いえ、齋藤《さいとう》先生とお呼びしなければいけませんね」

それは、にわかには信じられない現実でした。

「おまえは医者になるんだ」

幼いときから父にそういわれつづけていましたが、私には医者になる気はまったくありませんでした。

そんな私が医者になる決意をしたのは、十七歳のとき、緑星囲碁学園に通う三歳年下の仲のいい後輩が骨肉腫《こつにくしゅ》になったことがきっかけでした。

彼の壮絶な闘病生活を見るうちに、彼の病気を治す手助けを少しでもしたい、そのために医者になろう、そう思ったのです。

彼に私の気持ちを伝えたわけではありませんが、彼は私の気持ちがわかったのでしょう。私が医学部を目指すというと、とても喜んで応援してくれました。

でも、彼は私が医者になるのを見ることなく、旅立ってしまいました。

当時、私はすでに学園をやめていましたが、定期的には顔を出していました。

それは医大生になってもしばらく続いていました。先生が、「真嗣にだけは……」と笑顔でいっていたのも、私が学園に顔を出したときのことです。

先生は、なぜ会うたびにあんなことをいったのか。

緑星囲碁学園の先輩には、優秀な医師になって活躍している人が当時から何人もいたので、学生の私はごく単純に「僕のような出来の悪い生徒に診られるのはイヤなんだろうなぁ」と思っていました。

先生に直接確かめたわけではないので本当のところはわかりませんが、もしかしたら、先生があんなことをいったのは、医者になることを決意したきっかけであり、目的であった後輩を失った私を発奮させようとしてくれていたのではないか。いまになって私はそんな気がしています。

なぜなら、思いがけず先生を診察したとき、私は、自分が曲がりなりにも「医者」になれたことをあらためて誇りに思えたからです。

医者としての最初の修業期間を終え、それまでに自分が学んできたことを本にまとめて出すという幸運に恵まれ、次の段階として患者さんとともに病気に向き合う臨床医の道を歩みはじめた最初の日の、最初の患者に、恩師の先生がいらっしゃるなんて、偶然ではありえないことです。

この予期せぬ再会の演出には、もう一つ、思ってもみない不思議がありました。

それは先生の名前です。

私は事前にカルテを見ていたのですから、当然患者さんの名前も見ています。それでも先生だと気づかなかったのには理由があるのです。

じつは、私が知っていた先生は結城冴子《ゆうきさえこ》というお名前だったのですが、それは本名ではなく、囲碁ネームとでもいうものだったのです。カルテに書かれていたのは本名だったのでわからなかった、というわけです。

でも、事前に先生だとわからなかったからこそ、私は冷静にその病状を検討し、治療方針を組み立てておくことができたのです。もしも事前に先生だとわかっていたら、冷静ではいられなかったことでしょう。

偶然ではありえないこの「奇跡」を起こしてくれたのは——、

私が医者になることをあれほど喜んでくれていた後輩だったのではないか。

私は勝手にそう思っています。

「僕のかわりに先生の病気を治してあげてね」

彼がそういって笑っている気がしたのです。


生きていればつらいこともありますが、ときには思いもかけない奇跡のような幸せも用意されています。そんな人生の宝物のような瞬間を少しでも多く経験するためにも、ご自分の体をぜひ大切にしていただきたいと思います。

二〇一〇年八月

著者

＜付録の液晶体温計について＞

繰り返し使える個人用の体温計です。
35.5℃未満、40.5℃以上の場合は表示されません。
お口（舌下）で１分、わきの下で3分測ってください。
ご使用後の破損、汚れなどによる交換は一切お断りいたしますので、
あらかじめご了承くださいますよう、お願いいたします。
ご使用後は洗ってケースに収納してください。
※感染症の疑いがあるときは、再使用しないでください。

齋藤 真嗣（さいとう・まさし）
1972年生まれ。米国医師免許（ECFMG）取得ニューヨーク州医師。専門は腫瘍内科（Medical Oncology）、感染症（Infectious Disease）。免疫力を使ったがん治療専門クリニック、瀬田クリニックグループ東京で副院長を務める。日・米・欧州でアンチエイジング専門医・認定医の資格をもち、日本と米国を行き来しながら、エイジング・マネジメントの普及に努めている。現在、次世代育成の活動にも取り組み、「心拓塾」の講師として活躍。2009年に刊行した『体温を上げると健康になる』（小社）が70万部を超えるベストセラーとなり、大きな話題を呼ぶ。ヒーローズエデュテイメント株式会社所属。

体温を上げると健康になる 実践編

2010年 9 月15日 初版印刷
2010年 9 月25日 初版発行

著　者　齋藤真嗣
発行人　植木宣隆
発行所　株式会社 サンマーク出版
　東京都新宿区高田馬場2－16－11
　(電)03－5272－3166
印　刷　中央精版印刷株式会社
製　本　株式会社若林製本工場

ISBN978-4-7631-3089-1 C0030
ホームページ　http://www.sunmark.co.jp
携帯サイト　http://www.sunmark.jp